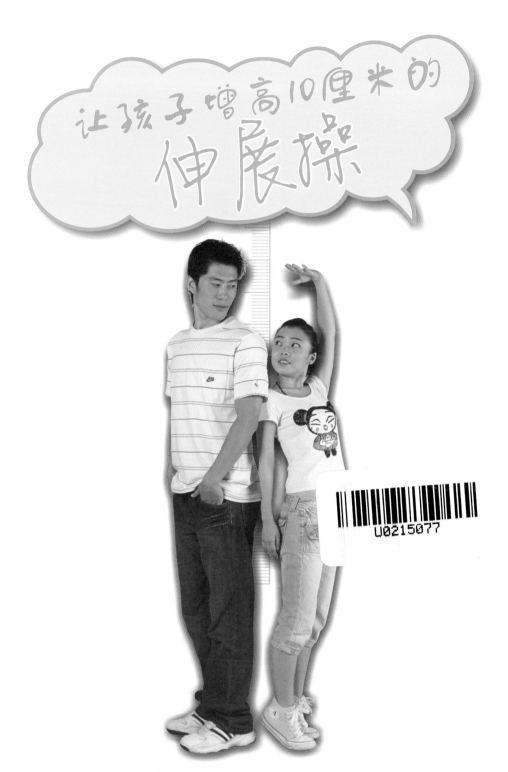

让孩子增高10厘米的伸展操

百 映◎编著

浙江科学技术出版社

序 言
Prologue

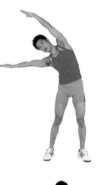

我要"高人一等"！ ◆

我比同龄人矮，同学们都笑话我，我的自信心受到了严重的打击……

我想当模特，可惜身高就差那么一点点……

我很喜欢那份工作！别的都没问题，主要是身高要求……

绵绵细雨中，想为她撑伞，无奈她比我高……

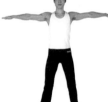

我是够小鸟依人了，但每次想kiss他，还得要他弯下腰来……

男人想要伟岸挺拔，女人想要高挑纤长，我们都想"高人一等"！

敲断腿骨，接上内植物，骇人听闻的断骨增高手术？

使用增高仪器，外力拉伸，硬生生拉扯关节、骨骼、软骨和韧带？

试图以药物来调节脑垂体激素分泌，甘冒危及生命之险？

"高人一等"，也当技高一筹!

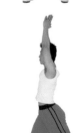

我们为你推荐的增高方法，

安全100%，符合人体自然生长规律，

兼顾长高所需三要素——运动＋营养＋环境，

由国际运动医学协会、世界卫生组织、美国纽约骨科专科医院、

全球华裔骨科学会、《美国临床营养学》杂志推荐的增高方法，

是儿童、青少年必学，成年人也应积极尝试的科学增高法。

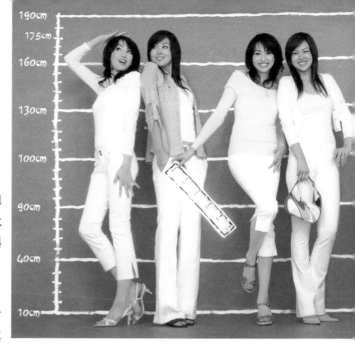

◎ 先天可以改变吗？

身高其实并非完全由遗传因素决定。要长得高大，必须肌肉、骨骼、结缔组织、神经组织等全面均衡发育，配合现代医学和生理学的原理，并在生活中运用科学的方法，长高的梦想才可以实现。

◎ 成年之后还能再长高吗？

一般社会大众认为，身高和遗传有绝对的关系，且一旦过了20岁就停止长高了，其实这种说法无论从医学、体育学，还是生理学上来说，都是错误的。现代科学已证明，人过了20岁，身体究竟是长高还是变矮，完全取决于个人的生活方式。想长高只有靠自己的努力，营养加运动才是目前最值得信赖的方法。

◎ 所有的运动都能增高吗？

长骨骨端的软骨成长腺必须增长，人才能长高。这条成长腺是软骨组织，如果长期背负重物、剧烈运动、强力扭转身体、反复跳跃等，都会抑制其增长。

我们为你推荐世界上唯一一套以增高为目标的力学增高操，是经过多国医学专家、生理学家、体育专家共同研发，数百万人体验证明有效的运动方法。它能有效刺激脊椎骨生长、拉长腿骨，并使骨骼、关节、肌肉均衡生长；促进体内新陈代谢，加速血液循环，给骨骼输送更多营养物质；改善睡眠质量，刺激脑垂体分泌生长激素；去除皮下脂肪，收紧腰臀腿部肌肉，增高的同时可雕塑出优美形体；不受时间、场地限制，做完体操后感觉神清气爽，使你乐意做也容易坚持。

◎ 除了运动，还有其他增高方法吗？

日本人为什么数百年前被人称为"倭寇"，而在近20年间平均身高激增11厘米？揭示日本人增高的秘密——饮食增高法，本书为你解析五大营养素与身高的密切关系，教你做数十道增高美食，营养均衡 原料简单 做法容易。还有爱心妈妈的成长食谱，主菜、主食、汤 样样兼顾，色香味俱全，让孩子从小不居人后！更特别加入符合东方人骨骼生长所需的中药药膳，内外调理，轻松长高。

目录
Contents

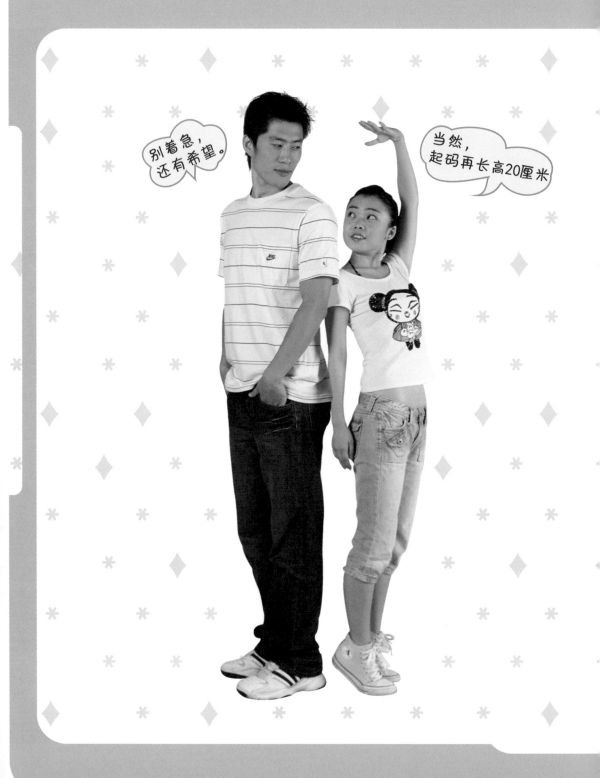

1. 好心情——长高催化剂

A. 家庭不和睦影响子女成长期的身高

某中学男生晓君，上初一时身高在班上属中上水平，但是到了初二以后，一整年都没有长高。体育老师非常关注晓君，通过一段时间的观察，发现其举止和表情似乎异于常态。所以老师找晓君单独谈话，希望找出原因。结果发现，他的父母亲时常争吵，家庭不和睦导致晓君情绪不佳，经常愁眉不展。

于是老师走访了晓君的家，与他的父母提到晓君不再长高，可能是情绪不稳定的关系。晓君的父母听后表示愿意配合，避免在家中争吵，共同维护家庭和睦。从此以后，晓君体重增长了，身体也跟着长高了。到初三时竟长高了5.5厘米，学业也突飞猛进，毕业后顺利升上重点高中。这是情绪（即心理因素）妨碍长高的实例。

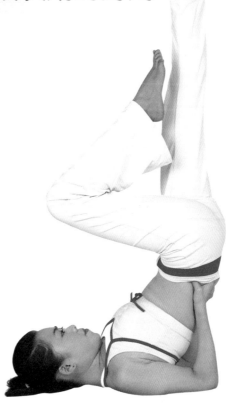

B. 轻松愉快的气氛可促进生长激素的分泌

青少年时期偶尔会出现"自虐"的现象，也就是自卑感作祟，觉得自己不如别人，所作所为都不对劲，这就是没来由的"自虐心理"。港星曾志伟曾在一个综艺节目中自曝少

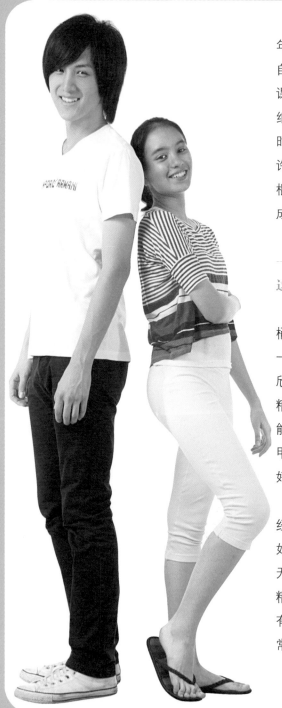

年时的一段心路历程："揽镜自照，我会觉得自己相貌平平，长得比别人矮，在学校上体育课做运动时，又觉得体力比别人差，似乎运动细胞也比别人少……因而心理上很不平衡。当时还暗地里觉得自己没有充沛的男性体力，也许一辈子得不到女孩子的青睐，一辈子打光棍，偶尔绝望到几乎濒临崩溃而自暴自弃……成年后每每想起往事都觉得好笑。"

社会日益变迁，在多姿多彩的世界里，只一味地注意自己的缺点，而忽视自己的优点，这样自虐的青春期实在令人惋惜。

就像徜徉于美丽的人生乐园中，专挑垃圾桶、公共厕所看，而无心欣赏美丽的奇花异草一样，应停止这种不良的念头，往远处眺望，欣赏大自然的美。例如抬头看天上的繁星，使精神机能活泼，身心亦跟着舒畅。精神舒畅才能刺激激素的分泌，例如可增高的成长激素、甲状腺激素、副肾皮质激素、性激素等分泌良好，才能增长身高。

德国的杜塞道夫体育大学卡尔基姆博士曾经说过："精神与肉体乃相辅相成"，所以，如果希望生理上的增高能好好发挥，平常就要无忧无虑，不要总是担心长高的事，只要集中精神，专心于学业及事业，身体和精神自然拥有朝气和活力，全身的激素和一切生理机能正常运作，身高自然会达到最高的程度。

2. 80%后天努力>20%先天遗传

　　从身材矮小的自卑感走出来后，要了解影响身高的两大因素：一为先天因素，二为后天因素。

　　先天因素是与生俱来的遗传性，影响身高的各因素中，遗传仅占很小的比率；而后天因素乍一看很复杂，仔细观察可整理成三类，即运动、营养及环境。运动分为体能运动和日常生活的操作劳动；营养除了脂肪、蛋白质、碳水化合物外，还需配合各种维他命、钙、钾、磷、铁等矿物质；环境则指日光、空气等自然环境和包括人文因素在内的社会环境。

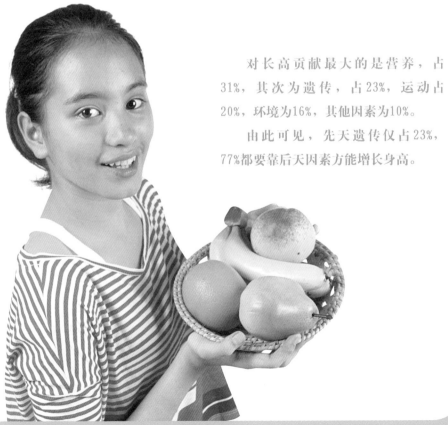

　　对长高贡献最大的是营养，占31%，其次为遗传，占23%，运动占20%，环境为16%，其他因素为10%。

　　由此可见，先天遗传仅占23%，77%都要靠后天因素方能增长身高。

3. 长高三要素：营养＋运动＋环境

长高包含三大要素，就是"营养"、"运动"、"环境"。这些影响中，营养占31％，运动占20％，环境占16％。

先天遗传对身高的影响仅为23％，而这些影响却高达77％，因此可以看出后天的努力对身高的影响更大。

即使父母很矮，只要注意营养、运动、环境等各方面，也具有长高的可能性。因此，得出一个结论："只要拥有完善的营养、运动和环境就能长高。"所以，这三项可说是长高的三要素。

"改变这三项，到底要花多少时间才能产生效果呢？如果必须花1年或2年的时间才能长高，恐怕就会使人缺乏干劲。"

的确如此，尝试任何事情时，一般人都希望自己能尽早感受成果，这是无可厚非的。如果一直无法达成理想，就会使得想要持续下去的欲望逐渐减退。

所以，一定要订出目标。

就以6个月为目标吧。看看6个月后到底增高多少，这就是你的主题。6个月应该是最适合挑战自我意志力的时间期限。

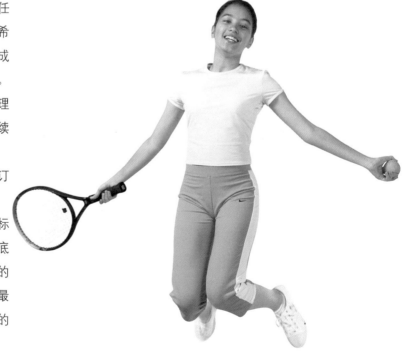

4. 35岁之前不要放弃

身高可以一直长到几岁为止呢？

可能大多数人认为在15岁左右就停止生长了。的确，身高增长最快速的时期，男性是11～15岁，女性为9～13岁。

但这只是大概的资料，实际上具有很大的个人差异。也就是说，从小学高年级到中学时会迅速成长，然后有些人不再长高。但也有相反的情况，中学之前因为无法长高而烦恼，但读高中之后却突然长高，这样的例子也很多。

"已经17岁了，我的身高大概只有这么高了……"

不要因此悲观，即使15岁以后，只要努力就能增高。不仅如此，男性在25～35岁，女性在22～30岁之间还有长高的可能。

事实上，某个女生进入大学之后，使用增高法课程，一年内就成功长高8厘米。当然，在身高成长更显著的时期，增高课程能够加速身高成长，效果是比较理想的。即使过了这个时期的人，对于目前的身体也有好的帮助。

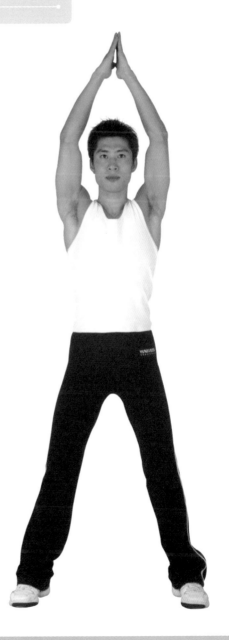

185

180

175

170

165

160

155

150

145

5. 解码骨骼、肌肉与身高的生理秘密

身高并非完全由遗传决定，要长得高大必须全身均衡发展。人体除了肌肉、骨骼外，还有结缔组织、神经组织及皮肤组织等。所以，要长高，这些组织必须均衡发育，而使身高增加的最重要因素是骨骼的成长。

以下扼要说明人体骨骼发育的情形。

首先要了解人类的身高发育过程。母体内的胎儿在1个月大时，身长仅0.75~1厘米，3个月时长了10倍为7~9厘米，6个月则长到28~34厘米，10个月后已是48~52厘米高了。

出生后的1~2年间为发育的黄金阶段，发育良好的婴儿，以后会顺利长高。5岁时身高为110厘米，大约为出生时2倍以上；小学六年级男生约160厘米，女生为155厘米；12岁到14岁时，为第二次的发育黄金阶段，男生身高为165厘米，女生则为160厘米高。

此后发育速度渐渐慢下来，但身高还在继续增长，高中三年级17岁的男生为170厘米，女生为165厘米。当然这个数值因个人体质和发育情况的不同而有所差异，所以有早熟、晚熟之说。

此时骨骼比出生时约增加3倍之多，可见人体的成长真不可思议，让我们不可小看。

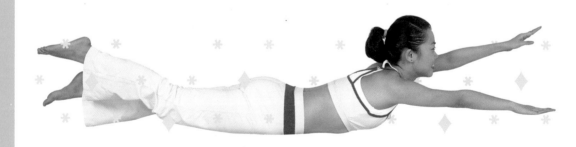

当然也不必视其为神秘现象，要长高必须了解发育的生理原理和实际的状况，才能按生理原理寻找长高的方法。

人的骨骼数量，有头骨23块、胸骨31块、上肢64块、下肢62块、脊椎26块，共206块。其中与长高有关的主要是脊椎和脚。

我们必须探究骨骼发育的结构。人体的骨骼结构分为两大类：一是头盖骨部分，系短骨；二是手脚骨骼，为长骨。

首先介绍骨骼之构造和名称。

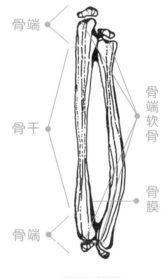

骨的构造

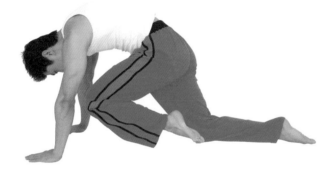

A. 骨的构造

和身高最密切的手脚长骨为圆柱形，其两端鼓起膨大。骨的两端称为骨端，中央称骨干。骨干为管状，中央中空，骨髓在中空的部位。骨端、骨干间在成长发育期出现成长腺的骨端软骨，此部位即接受成长激素和其他相关激素之刺激，骨骼才能逐渐朝上、下方向伸展。随着成长，骨端软骨也逐渐变小变硬，成年后变得很硬，成为腺，称为骨端腺。

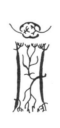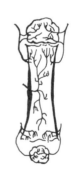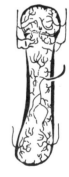

骨的增殖状态

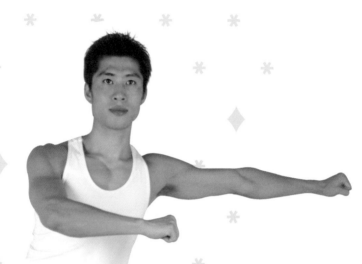

骨的表面除了关节外都由骨膜包围着，骨膜上充满血管和神经、纤维性的结缔组织，虽薄但很强韧。骨膜用以保护骨骼，也是骨骼长出肌肉的基部，它更重要的功用是把含有养分的血液输送给骨骼，因此骨膜和骨骼的粗细厚薄和发育有密切的关系。

一般骨骼由骨细胞组成，软骨部分由软骨细胞组成，软骨的增大是由软骨细胞的增殖而来。

以腕骨之一的尺骨发育为例。尺骨前端和手腕接触的部位有软骨，如果用X射线观察，看起来呈透明带状，即前面所说的骨端软骨，也就是细胞成长腺，对促进骨骼的发育作用很大。

软骨细胞分裂增殖：首先在软骨带的骨端软骨部位进行；然后在新分裂产生的细胞中有结缔组织，成为骨芽细胞，渐渐变长而成熟；接着细胞周围产生以钙为主要成分的石灰质沉淀后，软骨细胞开始退化；最后软骨细胞死亡，变成骨细胞留下来，此增殖部分即为骨骼的伸长部分。

　　骨骼增殖的情形按上述说明可表示为：软骨细胞增殖石灰质沉淀变成骨细胞。

　　以上为尺骨发育成长的情形。另外，与增长身高有密切关系的脚长骨、脊椎骨之情形亦相同，只是脊椎骨比脚长骨发育时间更持久。

　　综上所言，要长高就要增加骨骼的长度及厚度，而要增加骨骼的长度，则长骨骨干末端的软骨细胞需要增殖，并且配合钙的沉淀，使骨骼壮大。

　　骨骼的无机质中钙化合物占90%以上，可见骨骼就是钙的化合物。

　　骨骼的成分并非只有钙，还包括碳酸钙、磷酸钙、氟化钙、磷酸镁、氧化镁、钾、钠、氟等。

　　人体要维护健康和发育成长，必须靠各种营养素。骨骼除了上述成分外，还需配合各种维生素、激素，才能促使这些养分发挥功效。

　　缺乏维生素A、D会影响骨骼发育，而过量也会造成人体机能障碍。

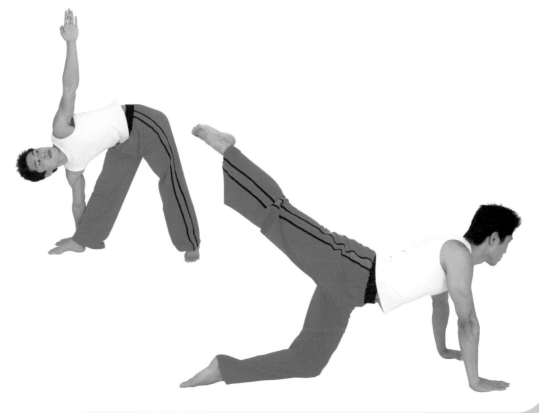

B. 肌肉和骨骼一样重要，要促进其发育

骨骼与关节配合着成为人体的支柱，它也是维持人的姿势和运动的关键。要使骨骼机能发育成熟，除骨骼本身的发育外，还要配合肌肉的发育，它与骨骼的发育迥然不同。

所谓肌肉成长发育，也就是一条条肌纤维变粗、变长，和软骨靠细胞增殖不同。随着骨骼成长，肌肉也需配合成长才好。

若幼儿期肌肉发育不良，则很难发育健全的骨骼，这点很多骨科医生都认同。必须配合适度的体能活动，才能促进肌肉发育良好。

说起来要长高还真不简单，必须经过如此复杂的生理作用，才能达到长高的目的。所以想要长高的人，务必加强人体生理机能。换言之，硬的骨骼和柔软的肌肉的发育成长，并非用力拉长，也不是服用特别的营养剂或注射激素就能促进成长。

所以，要长高得遵从现代医学和生理学的原理，并在生活中施以科学的方法。

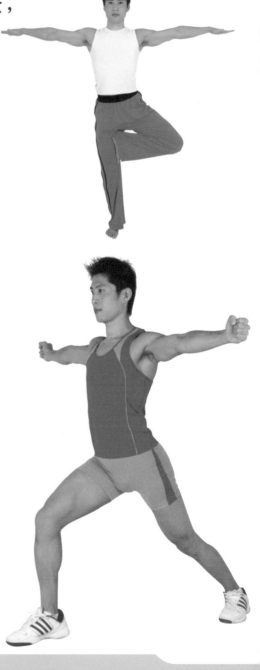

骨骼生长促进增高

　　经常参加适宜长高的体育锻炼，能促使全身血液循环，保障骨骼肌肉得到充足的营养，促使骨骼变粗、骨密度增大、抗压抗折能力加强。运动能促进生长激素的分泌，使骨骼、肌肉发育得更好。

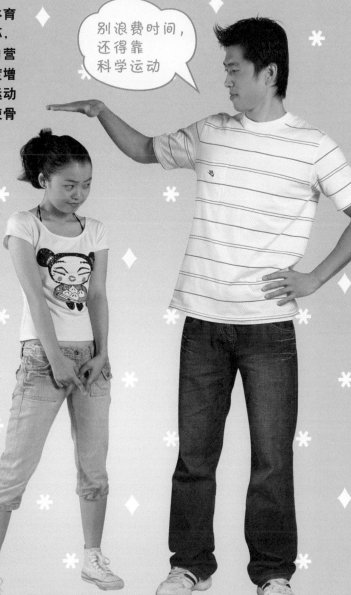

别浪费时间，还得靠科学运动

听说有种增高鞋垫……

有时运动对身高的影响会让我们觉得有些神奇！

运动不仅可以促进新陈代谢、加速血液循环，给骨骼输送更多的营养物质以促进骨骼的生长，而且运动本身还可以刺激脑垂体分泌生长激素，从而有助于人体的长高。运动之后人们往往心情愉快、一身轻松，胃口也会格外的好，使得营养物质能够得到更好的吸收，这些都会对身高的增长起到一定的作用。运动还能够有效地改善睡眠。身高与生长激素的分泌密切相关，而睡眠正是生长激素分泌的保障，尤其晚上睡眠时是人体生长激素分泌最多的时候，所以运动保障了睡眠，也就保障了生长。

运动既不会花去你大把的金钱，也不会有断骨之痛，且有助于身体的健康。看到有这么"纯天然""低成本"的增高法，你是不是看到了希望，马上想出去运动了呢？稍等一下，如果你是参加剧烈运动，其过多的体力消耗可能会超过身体的营养供给，不但影响骨骼和肌肉生长所需营养的供给，就连身体的正常生长发育也会受到影响。任何运动都要循序渐进，千万不可以因为急于长高而超负荷地运动。

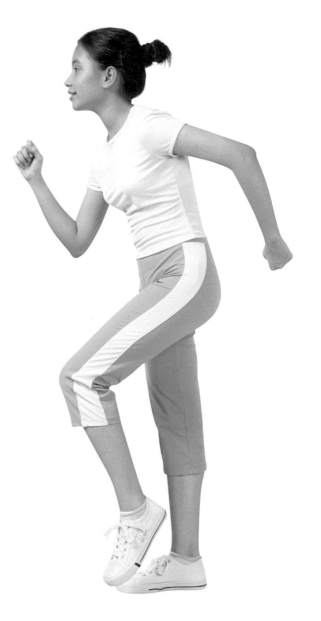

1. 不是所有运动都增高

人体运动可分为日常作业（即工作中的劳动）和为促进身体健康为目标的体能活动。现代人都注重体能活动，但并非每项运动都有助于身体的均衡发展。**若运动方法或操作方式不对，则反受其害，不利于发育成长。**

A. 增高运动

游泳、跳舞、打网球、徒手体操、排球、桌球、短跑、羽毛球等都属于增高运动，这些运动要讲究技巧。

B. 抑高运动

就是不但对长高没帮助，反而产生负面影响的运动，有举重、机械体操、相扑、摔跤、划船、橄榄球等。

C. 增重运动

相扑、柔道、划船、摔跤、举重等均属于增重运动。由于做这些运动时往往全身要向上使劲，闭气且集中精神做动作，故大肌肉群异常发达，体重也上升，所以相扑选手、职业摔跤选手的身材都相当魁梧。除了天生壮硕的体格外，还因为食量大并经常用力，使得皮下脂肪异常肥厚。

D. 减肥运动

短跑、打网球、羽毛球、棒球等，一般人称为剧烈运动，但其运动量大且剧烈，较难持久，反而像慢跑、远足、游泳、登山、马拉松等运动，虽不剧烈，但热量消耗大，是较好的减肥运动。

选出符合长高目标的运动后，接着就是要做多久运动的问题。首先要知道运动本身的强弱程度。所谓运动的强弱程度，就是运动后消耗人体多少的体力，这点可以测试得出来，称之为能量代谢率。

有利于身体发育的运动量是多少呢？关于此点，以德国生物学家所倡导的"路德生物学法则"最有名，其内容为"人体适度运动则发育良好，但运动量不足，会消瘦衰退"。

关于长高的运动，有些细节需留意，能量代谢率在2～5的范围内较恰当。关于此类运动，日常生活中可挑选出如下数种运动项目：散步、常速步行、快速步行、慢跑、跳绳、躲避球游戏、华尔兹舞、骑脚踏车、生活上的劳动（叠被、铺床、扫地、拖地、煮饭）。

运动量不足或过量，则会产生负面作用。长骨骨端的软骨成长腺必须增长，人才能长高，这条成长腺是软骨组织，无法承受外部的压力、重力，例如

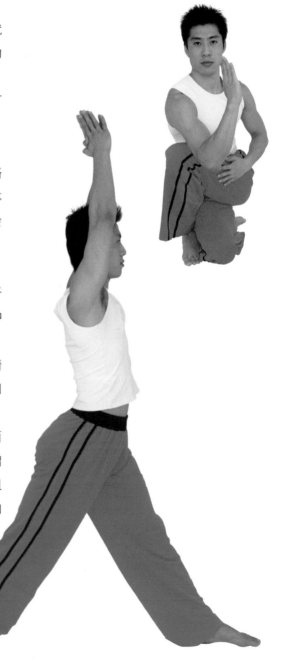

长期背负重物（如背幼儿、提水）、剧烈运动、强力扭转上半身、反复跳跃等，都会带来不良的影响。

人体极富柔软性与适应性，但如果完全禁止剧烈运动，则大可不必。尤其年轻人的精力旺盛、适应性强，多加锻炼反而能增强身体机能。

有些人认为长不高是其小时候的运动量不足，成年后又特别热衷于运动。须知凡事过与不及都不好，必须运动、休息相互调和，才能促进人体正常生长发育。

可长高的运动，如网球、排球都以得分分胜负，要遵守运动规则，容易培养成爱好。这些运动对人体某些部位较有用，对其他部位却有反效果，若运用不当，则难免造成身体发育不平衡的现象。例如网球，使用右手的机会大过左手，排球、棒球也出现类似的情况。这些运动还有对手、运动器材、特定设施及天气因素等诸多限制，所以难以天天练习。要注意的是，千万别太在意胜负，否则弄得自己精疲力竭，或者因运动技巧而伤身，这些都是得不偿失的事。

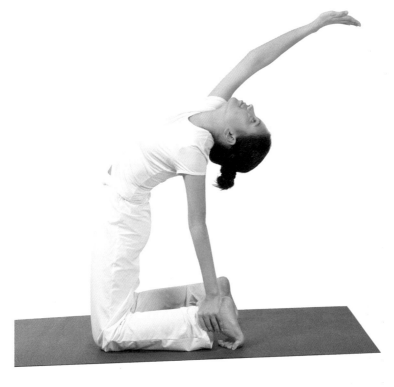

2. 力学增高法

　　鲁斯塔姆·艾哈迈托夫很想成为一名出色的跳高运动员。可他的个头又不太争气，从14岁起几乎就不再长高，到了16岁，身高只有161厘米。然而，经过努力，艾哈迈托夫居然使自己在短短的3年内长高了21厘米，实现了成为一名出色跳高运动员的梦想。是什么灵丹妙药有如此奇效？说来十分简单：每天做一套增高体操。

　　这套增高体操是目前世界上唯一以"增高"为目标的体操，是各国医学专家、生理学家、体育专家共同研究的成果，在全球范围内经由80多万体验者证明具有三点显著效果："增高，使身体健康""使腿更长，拥有美好的体态""养成规律正常的生活习惯"。

　　"微弱刺激可激发生命，中度刺激可促进生命力，而强烈刺激反而抑制生命。"这是著名的"阿伦时·修尔兹"法则，增高体操即以此法则为原理。

　　以软骨而言，拉长或压迫的运动就是给予适当的刺激，不但血液循环良好，淋巴腺的吸收亦佳，有利于骨骼的发育。然而，持久拉长反而不好，就像橡皮筋拉久了会失去弹性一样。如何做运动才能刺激脊椎骨和脚骨的发育，而有助于长高呢？不但要做拉长运动，而且要将屈曲、伸展、转动、扭动等动作相互配合，如此才有助于身体骨骼、关节和肌肉部位的发育。基于上述原理，增高体操属于将骨骼、关节、肌肉运动项目均衡组合，对呼吸器官、循环器官、激素系统、神经系统、内脏器官等给予适当刺激的运动，具有促进整个身体健康的效果。事实上，体验者在增高时也不容易感冒，而且会增进食欲、增强体力，这样的例子并不少。

　　十几岁、二十几岁的女性除了身高，非常关心的就是体态。

"希望腿再长一点""希望腰再细一点"，这种呼声常常可以听到。增高体操在这一方面能够发挥极好的作用，它能够去除腿部的皮下脂肪，塑造修长紧实的美腿，同时紧缩腰部肌肉，让你拥有理想的纤腰。增高体操深受女性欢迎的理由就在于此。

A. 计划运动时间表

"因为生活非常忙碌，所以没有时间做体操。"

也许有人会这么说，但做增高体操只需要一点点时间。即使再忙碌的人，也一定可以将其纳入一天的时间表中。请填右面的图表。

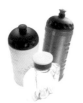

专门针对运动后
迅速补充营养的饮料

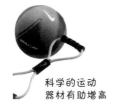

科学的运动
器材有助增高

时间	一天的时间管理表
5	
6	
7	
8	
9	
10	
11	
12	
1	
2	
3	
4	
5	
6	
7	
8	
9	
10	
11	
12	

185
180
175
170
165
160
155
150
145

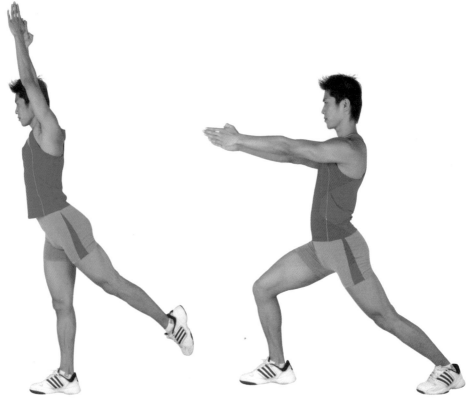

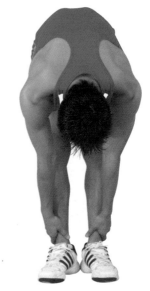

　　首先是进行的时间段，基本上为起床和就寝时。"睡前和早晨都非常忙碌，哪有做体操的时间呢？"也许你有这样的借口。但进行一套这样的增高体操只需要8分钟，即使再忙碌，相信一定能抽出时间。所以，你自己首先要制作一个"一天的时间管理表"，确保早晨的八分钟时间。即使是忙碌的早晨，也不会忙碌到必须以一秒钟、一分钟为单位来进行吧。如果提早8分钟起床，问题就解决了。因为对你而言最大的主题，应该就是"增高"。

　　为了增高而有效使用8分钟，或是选择偷懒、睡觉，你自己思考吧。想象自己增高后的样子就可以努力了。

B. 汤马斯博士的正确姿势

　　什么才算是正确的姿势呢？采取自然不勉强的姿势是最重要的。从解剖学来看，就是使身体器官保持正常的位置，从重量上来说，这些器官能完全圆满地维持机能状态，因此正确的姿势乃是随其作业的目的不同而改变。也就是说，配合各项机能提高最大的效率，在疲劳最少的情形下，使身体达到最好的发育成长的姿势。

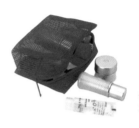

运动型化妆品，不怕流汗

　　正确的站立姿势标准，可引用美国著名学者——专攻姿势研究的汤马斯（Thomas）对姿势之评价。详细说明如下表：

优劣 姿势	优良	尚可	不良	恶劣
头部姿势	抬头，下巴稍向身体内缩，肩膀、腰部的重心平均落在脚跟上	头部稍前	头部前倾很多	头部伸出体外
背部姿势	下腹部收缩，腹部平坦	胸部稍垂	胸部平平	头部凹缩
腹部姿势	挺胸，胸骨正常	下腹部收缩，但腹部并不平坦	腹部松弛稍微凸出	腹部完全松弛向前凸出
胸部姿势	背部曲线自然	背部曲线稍弯曲	背部呈明显弯曲	背部极度弯曲

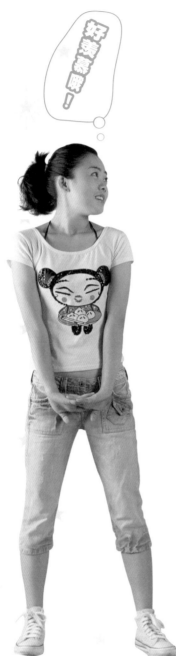

好爽爽哦！

C.体操原理

① 韵律感

人体顺应大自然的韵律而动，例如呼吸、循环及一切生理现象都有其律动性。脉搏、血压也是随着白天、晚上的交替而微妙地产生律动变化，所以配合律动促进身体发育的运动，以具有韵律性为佳。

② 全面性

任何局部运动均和全身有关联，例如写字，动手指和大脑中枢命令有关，而运动所消耗的能量由动脉血流供给，所以一切运动绝非片面，一定和全身的动态有关。

以最简单的走路动作而言，并非只是双脚动，两手也同时摆动，还得配合腹部、胸部肌肉的动作。所以增高运动要同时考虑对身体其他部位不勉强的情况下互相调和。

反之，当集中精神瞬间做出剧烈动作，会对呼吸、循环产生不良的影响，不利于正常发

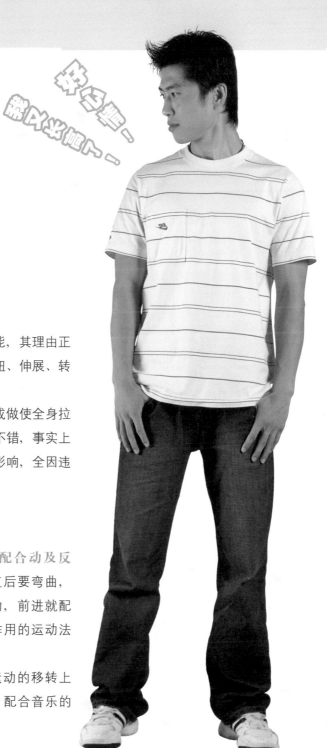

育，长高之所以要调整全身机能，其理由正在此。所以要把推、拉、弯、扭、伸展、转动等各种动作，适度组合好。

为了想长高而去拉单杠，或做使全身拉长的运动，乍看之下似乎效果不错，事实上并无多大效用，甚至产生负面影响，全因违反运动需全面性之故。

③ 动与反动

身体运动经常要巧妙地配合动及反动。例如弯曲后要伸直，伸直后要弯曲，做完右侧运动一定做左侧运动，前进就配合后退，如此按照作用及反作用的运动法则。

而且动和反动、休息及运动的移转上需有韵律感，若是可以的话，配合音乐的节奏进行，效果更好。

185

180

175

170

165

160

155

150

145

④ 情绪性

任何自己不感兴趣的运动做起来效果必然减半，古人谓"心身一体"，即意念、身体需动作一致，做体操亦然。

精神作用很重要，当参加100米短跑的选手们站在起跑点时，其呼吸、血压、脉搏都不禁加快，甚至连血液循环都活跃起来，可见意念即精神作用很重要。理由是当中枢神经起作用时，自律神经和体内激素已准备好尽全力跑完这100米的态势，所以肉体运动一定要配合精神活动。

此外，身体运动亦会带给神经适度的刺激，这就是为什么做完运动后会有精神焕发的感觉。总之，运动后一定要保持精神愉悦，如此一来，运动适合生理，令人觉得全身舒畅，才能使生理、心理自然配合，做出来的动作才会美妙，人也会愈发显得漂亮。

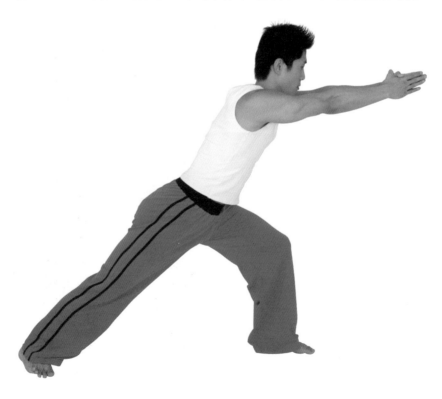

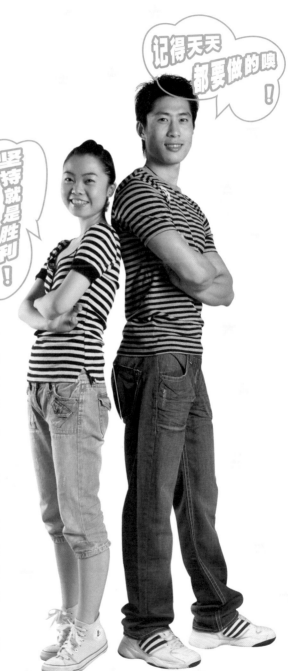

⑤ 经常性

　　做任何运动，若三天打鱼两天晒网，不能持之以恒就不会有效果。尤其是**增高的生理效果，要有耐心地长期坚持运动方能收效**，必须拿出勇气、下定决心、持之以恒才行。但受天气、运动器材及场所等条件限制的运动，则难以持续。

　　所以不论何时何地都能做，且不受其他因素限制的运动，是最好的运动。换句话说，愈简单愈好。如果运动只适合成年人而不适合少年，或只适合健康的人而不适合体虚的人，就不能算好的运动。男、女、老、幼都适合，居家或旅行都方便做的运动，才是好的运动。许多做过徒手增高体操的人，确实长高了，并且身体也跟着强壮起来。

Part 2 运动增高法

这套体操的三大要点为适时、适性与适量。

适时，指年龄与动作的时间长短。最适合做增高体操的年龄为学龄前及上小学后的孩子。

原则上每天早晚各做一次体操，床铺上的体操为就寝前、起床后所做的，其他的体操则不能在床上做。做操的时间是不论早晚各做7~8分钟，在此时间之内，每天持续地做完合乎增高所需的运动量。

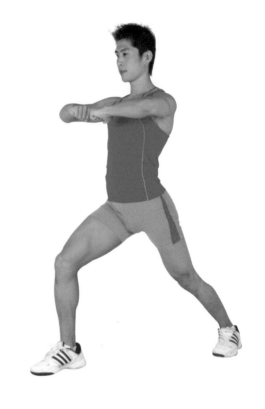

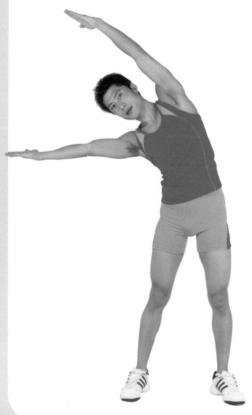

第二是适性，即配合个人体力并以增高为目的的体操。就人体发育成长和运动医学的立场而言，增高体操的各项运动十分均衡，能系统地配合身体各部位，不会出现过犹不及的现象。

系统地配合身体各部位，不会出现过犹不及的现象。

第三是适量，即对人体骨肉、关节、呼吸、循环、激素、神经系统、内脏器官等而言，运动量要足的意思。

只要每一个人确实遵守适时、适性、适量三大

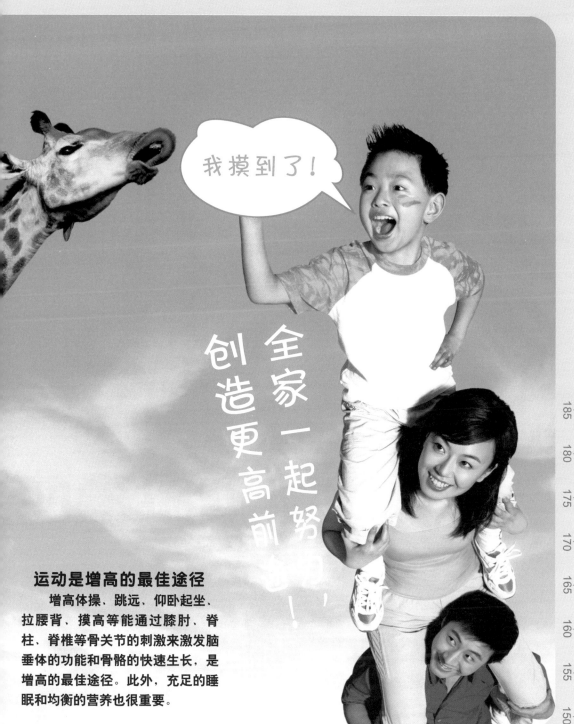

我摸到了!

全家一起努力,
创造更高前景!

运动是增高的最佳途径

增高体操、跳远、仰卧起坐、拉腰背、摸高等能通过膝肘、脊柱、脊椎等骨关节的刺激来激发脑垂体的功能和骨骼的快速生长,是增高的最佳途径。此外,充足的睡眠和均衡的营养也很重要。

D. 简易体操▶

 使用桌椅伸展背脊的体操

注意

上半身后仰时要保持姿势的稳定，这是极为费劲的运动，要做到最高限度的后仰姿势。前弯微放松时，随着双手摩擦大腿两侧的同时，上半身和头部前倾。

效果

前倾的姿势会阻碍血液和淋巴液的循环，压迫内脏器官。这个体操可以消除这些问题，矫正脊柱的偏差或弯曲。按摩双脚，可促进血液循环，使脚顺利发育。这是在课业或工作后，非常适合做的体操，身心都能够放松，感觉心情更好，同时也能够重新集中精神于课业或工作上。

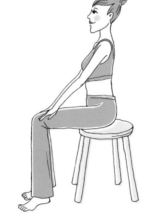

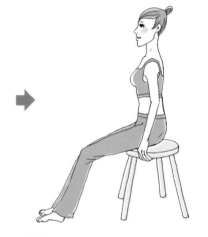

1 浅坐在椅子上。

2 双手握住椅子的两旁，全脚掌着地，双腿尽量往前伸直。

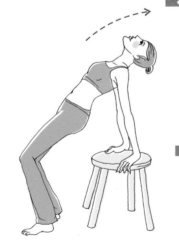

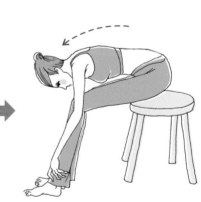

3 用力吸气，站起，双手撑在椅子上，上身往后仰。充分挺胸，放松后脖颈，重点是头要尽量往后倾。

4 充分吸气之后，吐气，坐回椅子上，上身往前倾。双手离开椅子，从大腿上方朝膝、脚踝的方向摩擦。

●动作反复进行6～7次。

踮脚向上的体操

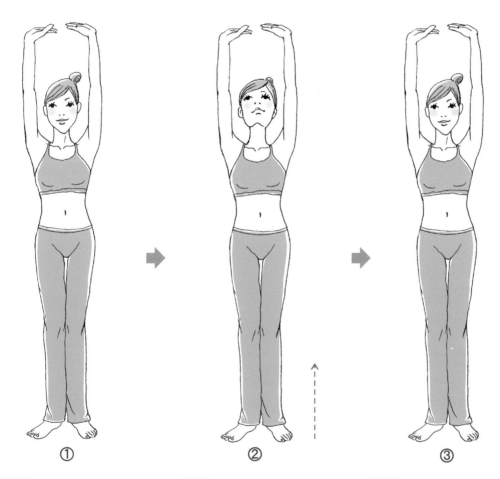

① ② ③

1 双脚"八"字开立，双手尽力向上伸展，掌心朝上，保持平衡。

2 用力吸气，同时双脚脚跟踮起，挺胸，放松后脖颈的力量，头向后仰。

3 充分吸气，然后吐气，回到①的姿势。

●重复6～10次。

 配合呼吸，反复做运动，挺胸后仰动作要用力。

 时常向前弯曲的姿势容易引起身体机能障碍，此运动使全身血液循环良好，防止身体机能障碍出现，同时促进脊椎发育。

简易体操▶

 使用墙壁或柱子伸展腋下的体操

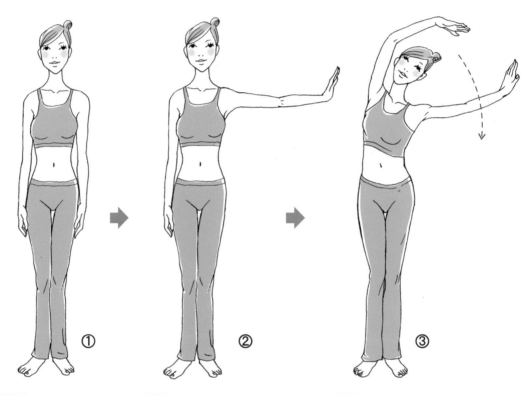

① ② ③

1 站在墙壁或柱子旁，离墙一手距离，双脚"八"字开立。

2 左手于体侧伸直，撑墙（柱子）。

3 吸气的同时，右手伸到头上往左倒。头和脖子往左侧倾斜，充分伸展右腋下。

 为加强运动效果，举到上方的右手在手肘处弯曲伸直后放松，左右各摆动两次，此时左手亦在手肘处配合屈伸两次，有弹性又有节奏地使右侧胸部挺起。接着向右转，使身体右侧向着墙或柱子，然后左、右反复交替地做。做完运动后，两手垂放于身体两侧，以手掌拍打体侧，拍出声音，以加强运动的律动效果，也可因此对脚部产生适度的刺激。

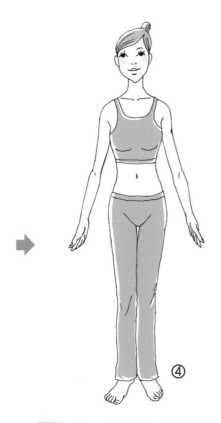

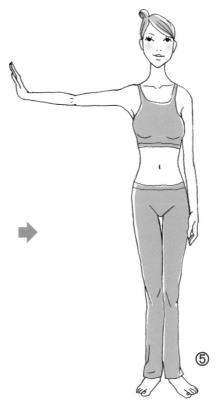

④

⑤

4 吐气，同时左右手用力朝身体侧下方摆荡，回到①的姿势。

5 这一次是身体的右侧朝向墙壁（柱子）站立，反方向重复②～④的动作。
●**左右各进行4次**。

效果

　　长时间坐在椅子上做作业时，身体可能会朝向左右某一边，这个体操能够防止脊柱朝侧面弯曲，促进正确的发育。

E. 增高体操组合 ▶

伸展体操

①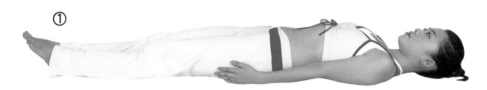

1 仰面躺在床上，全身放松。

↓

②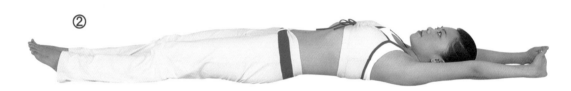

2 深深呼气，双手伸到头顶上，十指交叉，手背朝向头顶。

↓

③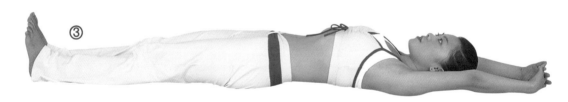

3 吐气，同时放松身体的力量。

●**重复5次。**

效果　给予背部肌肉刺激，使得就寝时受到压迫的软骨拉长。脊柱或腿部关节在睡眠时仍然持续生长，这个体操能促进其发育。

空中踩踏体操

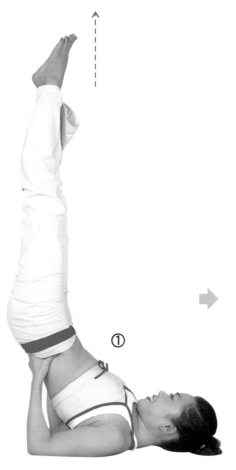

①

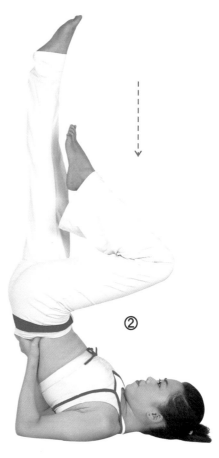

②

1 双腿伸直，双臂摆在身体侧面，仰躺在地上。然后双腿并拢高举，双手抵住腰后方的骨盆处支撑起下半身。

2 双脚以骑自行车的方式不断踩踏，开始慢慢地，再缓缓加快速度。接着放慢速度结束动作。

●**转换踩踏的方向，重复10～20次。**

效果

有节奏地使脚旋转，能够促进血液、淋巴液的循环。此外，能够放松平常因支撑身体而承受极大负担的脚，保护脚、腰的关节。

增高体操组合 ▶

 ## 绕臂左右弯曲体操

1 双脚稍微张开，以自然的姿势站立。

2 右脚往侧面踏出一步，由左开始，双臂好像在画大圆似的在头上方摆荡，旋转2次。

3 旋转至第三次时，手臂从上往下摆荡的同时，上身朝右弯。注意上身不可以前倾。

4 利用上身往右弯曲的反弹力，再一次往右弯曲。

5 按照③ ~ ④的要领，上身往左弯曲。
●左右交替进行3次。

 效果

　上身往左右弯曲，能够矫正脊椎侧弯，同时消除腰部周围的脂肪，使腰变细。

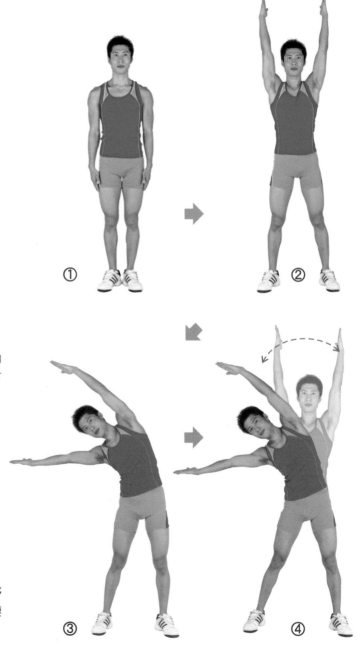

①　　　　　②

③　　　　　④

摩擦腿后踢体操

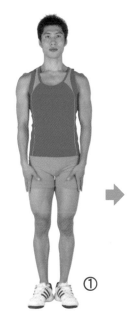

①

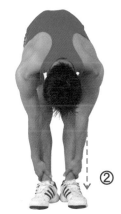

②

③

1 双脚并拢，以自然的姿势站立，双手轻轻握住双腿大腿根部。

2 上身前倾，双手从腿朝膝、脚踝的方向摩擦。注意双膝不可以弯曲。

3 上身还原，同时双手从脚踝朝膝、大腿的方向摩擦。

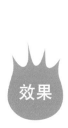

效果

借摩擦使脚部的血液、淋巴液的循环旺盛，提高新陈代谢；此外，也能够刺激腿的生长软骨，使腿更长。踢腿的运动，能够消除腰和腿的皮下脂肪，拥有细腰和长腿。

4 重复②～③的动作2次，然后双手朝正方高举，身体向后仰，左脚往后上方踢。

●左右互换后踢腿，重复**10次**。

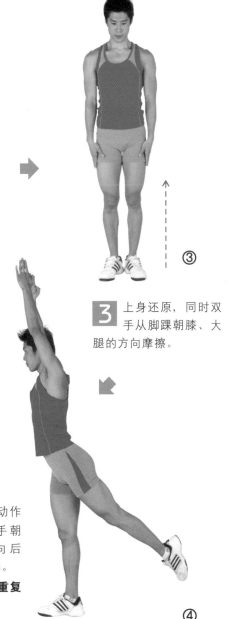

④

增高体操组合 ▶

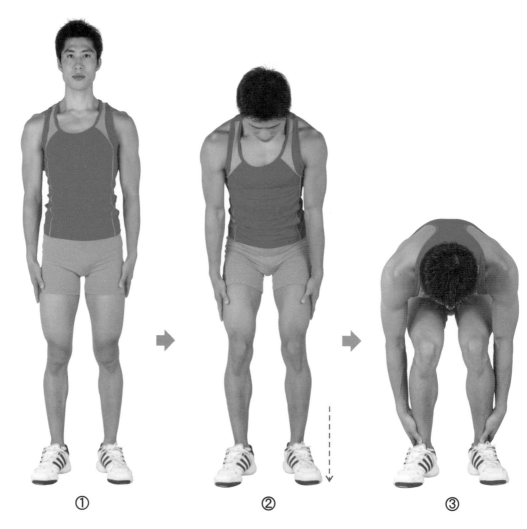

摩擦腿挺胸体操

① ② ③

1 双脚分开10厘米，以
自然的姿势站立，
双手轻轻放于大腿外侧。

2 上身前倾，同时屈
膝，双手从大腿朝
膝、脚踝的方向摩擦腿的
外侧。

3 深屈膝，仔细摩
擦脚踝。

效果 摩擦可使脚部的血液、淋巴液的循环旺盛，促进新陈代谢，对于矫正O形腿具有很好的效果。此外，能够刺激各腿部肌肉，减少皮下脂肪，拥有修长的腿以及有型的腰部曲线。

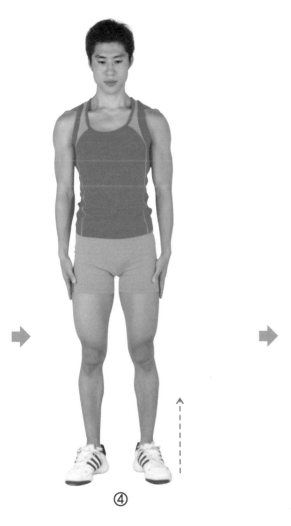

④

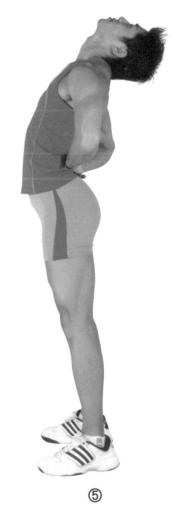

⑤

4 挺起上身，双手从脚踝朝膝、大腿的方向摩擦腿的外侧。

5 重复②～④的动作2次后，双臂在腰后交叠，上身用力后仰。

●①～⑤的动作重复做10次。

增高体操组合▶

挥腕扭腰体操

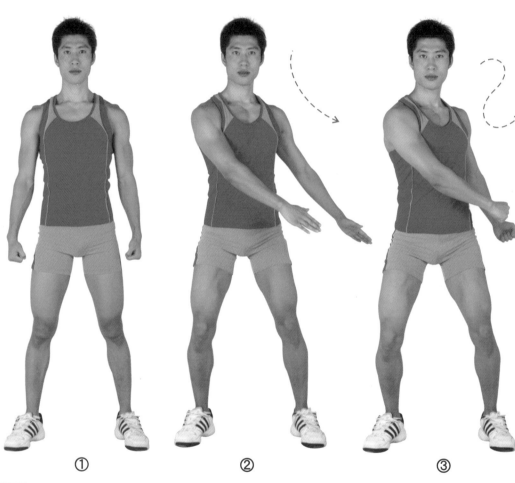

①   ②   ③

1 两脚分开站立，双臂自然下垂，双手握拳。

2 两臂向左摆，双手松拳为掌，腰部也同样转向左方。

3 双手握拳，接着再向左旋转。

効果

扭转背骨能够给予背骨
关节和肌肉刺激，促进其发育。

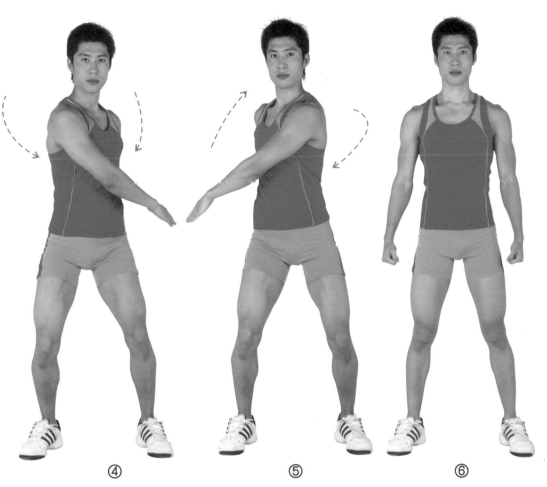

④

⑤

⑥

4 慢慢放松，再用力挥向
左后方。

5 利用反动的力量将手臂及
腰部向右旋转，膝部配合
韵律稍微弯曲。

6 放松力量，身体回正。

●**左右交替练习10次**。

增高体操组合▶

扩胸体操

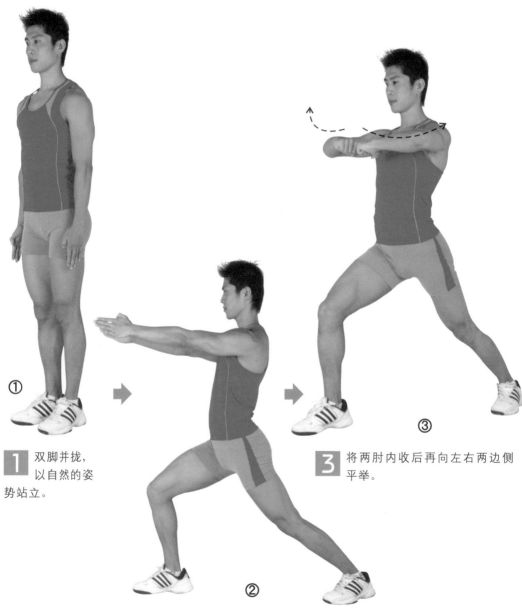

① 1 双脚并拢，以自然的姿势站立。

② 2 双臂往前伸出，掌心相对，同时右脚往前踏出一步，膝盖弯曲。

③ 3 将两肘内收后再向左右两边侧平举。

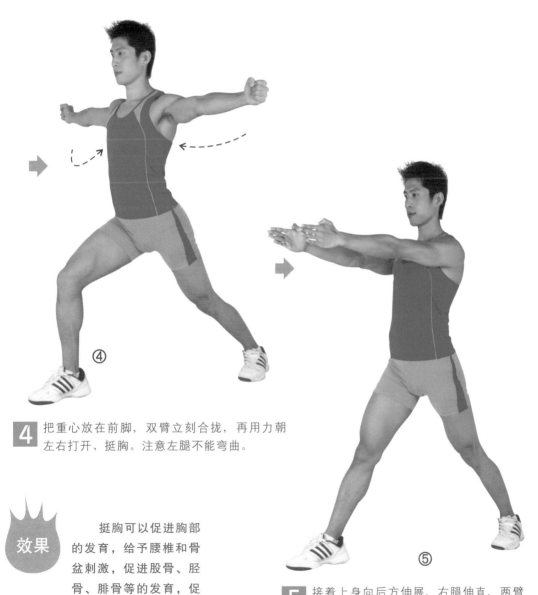

④

4 把重心放在前脚，双臂立刻合拢，再用力朝
左右打开、挺胸。注意左腿不能弯曲。

效果　　　挺胸可以促进胸部
的发育，给予腰椎和骨
盆刺激，促进股骨、胫
骨、腓骨等的发育，促
进增高。

⑤

5 接着上身向后方伸展、右腿伸直，两臂
向前水平伸出，掌心相对。

增高体操组合▶

挺胸划船体操

效果

日常生活中前倾的姿势比较多，若因此而导致脊柱弯曲，会阻碍增高。所以，借着挺直背脊，能促进因脊椎弯曲而受到压迫的血液和淋巴液循环，促进脊椎发育。

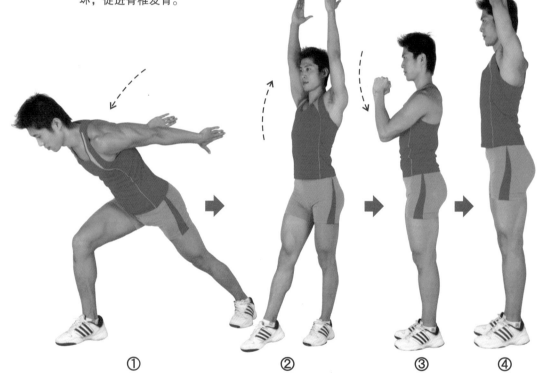

① ② ③ ④

1 右腿向前迈出一步，重心也跟着前移，上身往前深弯曲，头向前方伸，双臂用力向后方挥动。

2 双臂朝前方往上摆荡，身体随之挺直。

3 收回右脚，双脚并拢，双臂在朝正上方伸直的状态下，作出划船式，手肘用力往下弯曲于身体两侧。

4 用力将双臂朝正上方上举。换左脚重复②～③的动作。

翻筋斗体操

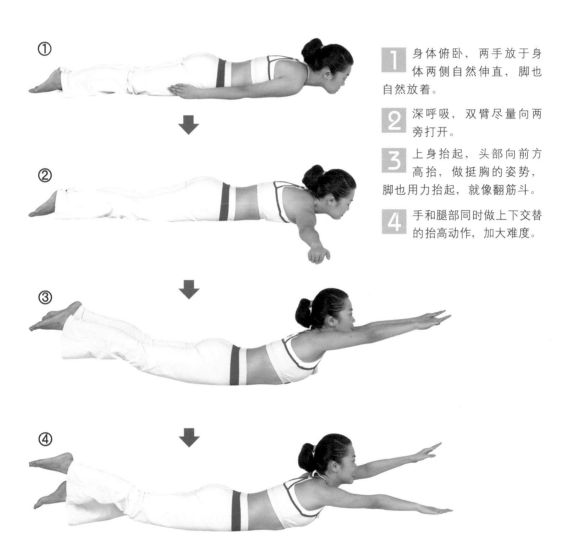

① ② ③ ④

1 身体俯卧，两手放于身体两侧自然伸直，脚也自然放着。

2 深呼吸，双臂尽量向两旁打开。

3 上身抬起，头部向前方高抬，做挺胸的姿势，脚也用力抬起，就像翻筋斗。

4 手和腿部同时做上下交替的抬高动作，加大难度。

效果 即使是在睡觉时，也能保持正确的姿势，使胸部扩展，脊椎伸直。

增高体操组合▶

空中跳绳体操

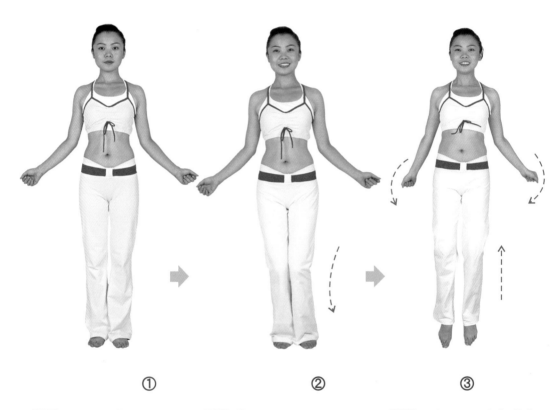

①   ②   ③

1 以自然姿势站立，双脚并拢，双手握拳，拳心朝前。

2 按照跳绳的要领，下蹲，利用足尖和膝盖的弹力做原地跳跃。

3 跳起，双臂往前挥动。跳跃高度为10厘米左右。

注意   注意脚跟不可以着地，双臂往前、往后绕，交替练习60次。时间为1分钟。跳跃时，要保持轻快流畅，以有效增强全身关节的弹性。

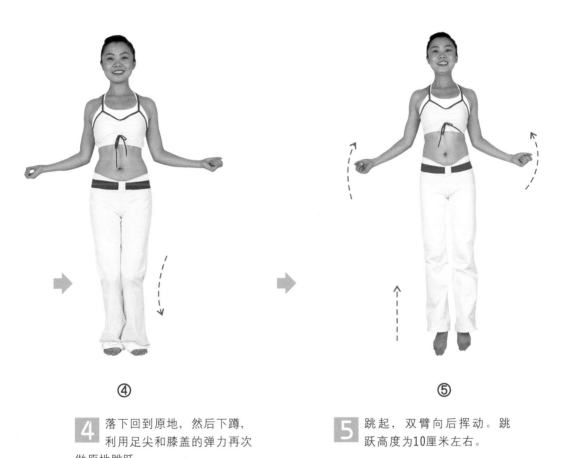

④

⑤

4 落下回到原地，然后下蹲，利用足尖和膝盖的弹力再次做原地跳跃。

5 跳起，双臂向后挥动。跳跃高度为10厘米左右。

效果 有节奏的全身运动，能够改善全身的生理机能，提升肌肉和内脏器官的功能，促进身体均衡地发育。

增高体操组合▶

深呼吸调整体操

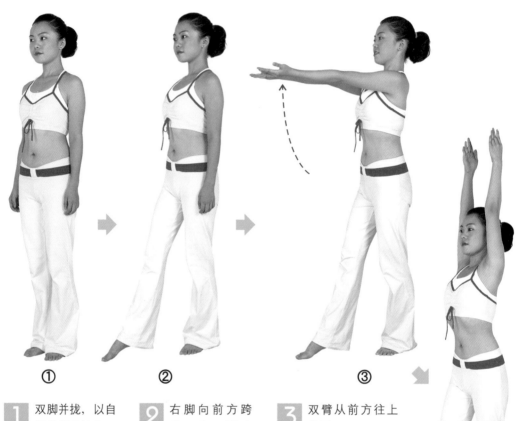

① ② ③

④

1 双脚并拢，以自然的姿势站立。

2 右脚向前方跨出一步，脚尖点地。

3 双臂从前方往上伸展。

4 双臂高举过头顶，掌心相对。

效果

能够放松紧张的肌肉，镇定内脏器官，促进背部伸展，同时加入开脚的动作，使吸入的氧气遍布全身。

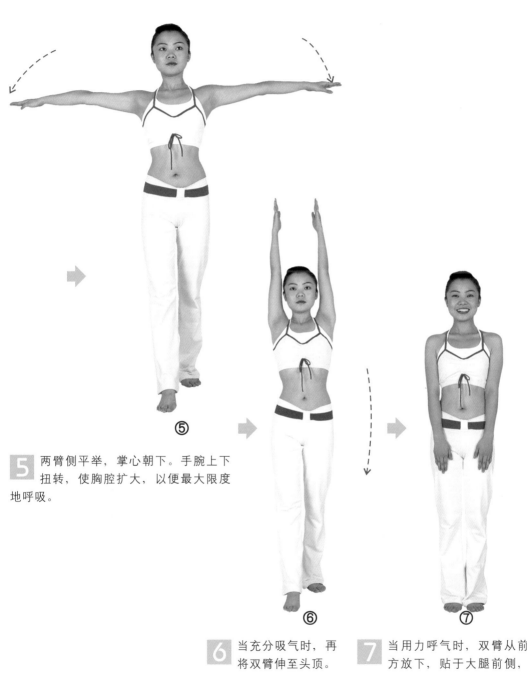

⑤

5 两臂侧平举，掌心朝下。手腕上下
扭转，使胸腔扩大，以便最大限度
地呼吸。

⑥

⑦

6 当充分吸气时，再
将双臂伸至头顶。

7 当用力呼气时，双臂从前
方放下，贴于大腿前侧，
同时右脚收回，自然站立。

F. 力学增高体操▶

 第一节 **1x8拍**

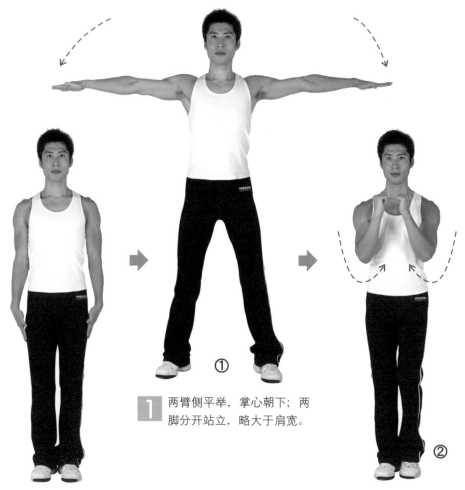

①

1 两臂侧平举，掌心朝下；两脚分开站立，略大于肩宽。

②

预备 自然站立，身体挺直，两脚并拢，肩膀放松，双手在身体两侧自然下垂，手掌贴近大腿外侧。

2 双臂弯曲收回至胸前夹紧，双手握拳；收回左脚，向右膝靠拢，屈膝，脚尖点地。

注意 双臂展开、弯曲时要有一定力度，注意动作的幅度和呼吸的节奏。

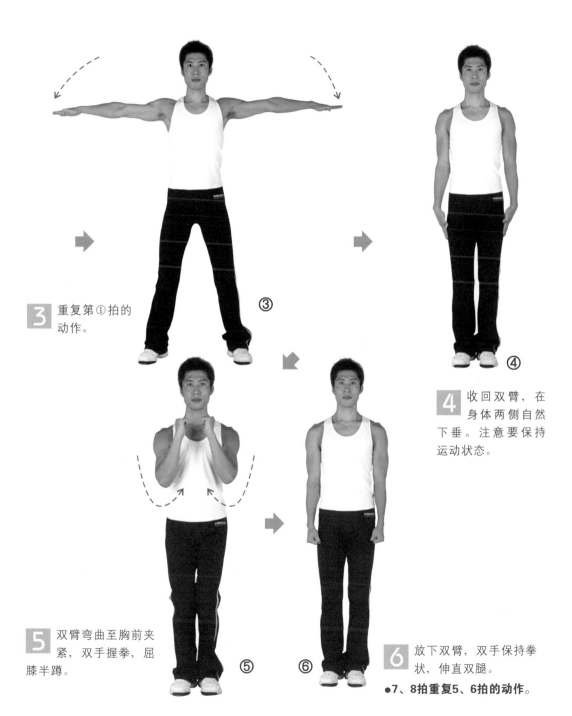

3 重复第①拍的动作。

③

④

4 收回双臂，在身体两侧自然下垂。注意要保持运动状态。

5 双臂弯曲至胸前夹紧，双手握拳，屈膝半蹲。

⑤

⑥

6 放下双臂，双手保持拳状，伸直双腿。

●7、8拍重复5、6拍的动作。

力学增高体操▶

 第一节　**2x8拍**

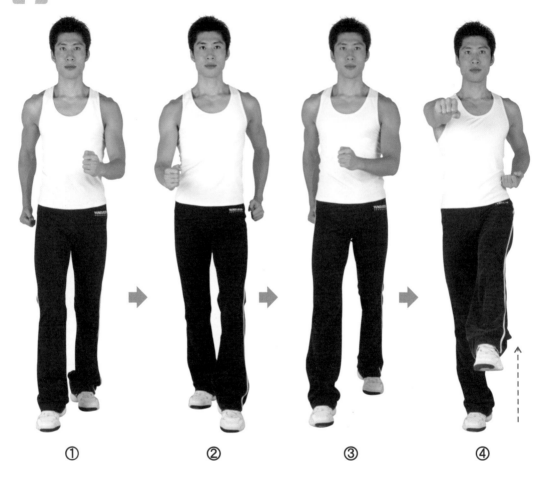

① ② ③ ④

1 右脚向前迈出第一步，双手握拳，手臂自然摆动。

2 左脚向前迈出第二步，双手握拳，手臂自然摆动。

3 右脚继续向前迈出第三步，双手握拳，手臂自然摆动。

4 左腿向前踢出45°，脚尖下压；同时出右拳，左手收回腰间，保持拳状，拳心朝上。

注意　踢腿时要有一定力度，才能达到刺激腿骨的作用。腿踢出后保持紧张的状态，脚尖绷紧、下压才会锻炼到腿部的肌肉。

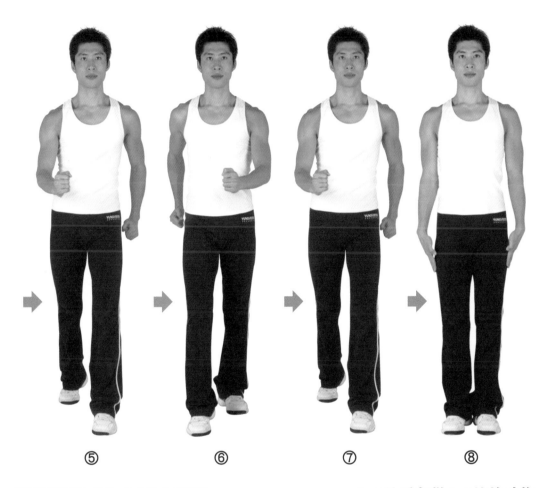

⑤ ⑥ ⑦ ⑧

5～7　按①~③拍的步子退回。

8　恢复自然站立的姿势。

3x8拍重复做**1x8拍**的动作
4x8拍重复做**2x8拍**的动作

知识课堂

　　一个人的身高是由骨骼决定的：骨骼生长发育得好，身材就高大；骨骼的生长发育有障碍，身材就矮小。在骨骼系统中，与人的身高关系最大的是下肢长骨和椎骨，尤以下肢长骨更为重要。

力学增高体操 ▶

第二节 1x8拍

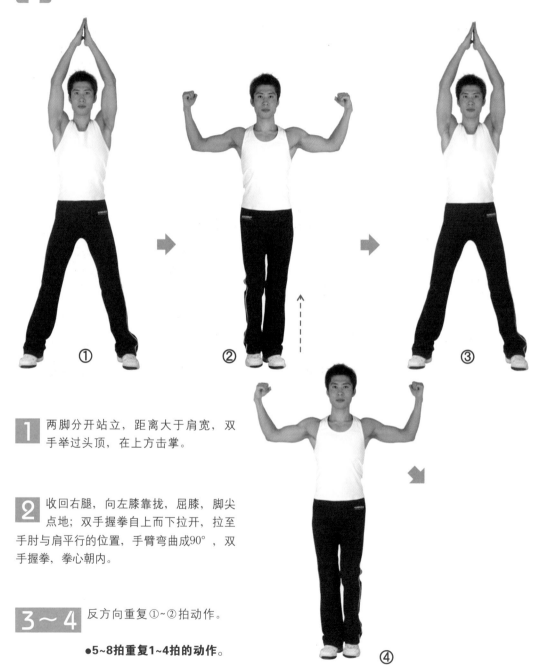

①　②　③

④

1 两脚分开站立，距离大于肩宽，双手举过头顶，在上方击掌。

2 收回右腿，向左膝靠拢，屈膝，脚尖点地；双手握拳自上而下拉开，拉至手肘与肩平行的位置，手臂弯曲成90°，双手握拳，拳心朝内。

3~4 反方向重复①~②拍动作。

●5~8拍重复1~4拍的动作。

第二节 2x8拍

1~2 双腿跳跃打开，间距比肩宽，两臂侧平举，双手握拳，拳心朝下。
● **动作放慢，两拍一个动作。**

3~4 跳起，收回并拢两腿；两臂回体侧，保持握拳的姿势。

3x8拍 **重复做** 1x8拍 **的动作**
4x8拍 **重复做** 2x8拍 **的动作**

● **5~8拍重复1~4拍的动作。但速度加快，变回一拍一个动作。**

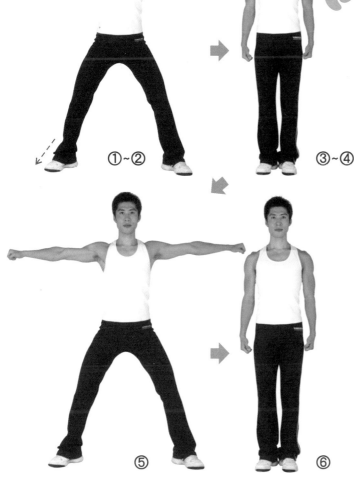

①~②　③~④

⑤　⑥

注意

第二节操的节奏是有变化的，两次快的开合加一次慢的开合，做的时候注意掌握节奏。

知识课堂

肢长骨主要由骨干、骨骺和干骺端等部位组成。骨干和干骺端中间有一层软骨，称骨骺板（或叫软骨板）。骨骺由软骨组成，其中心部分最先骨化，称骨化中心。

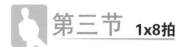

力学增高体操 ▶

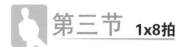

第三节 1x8拍

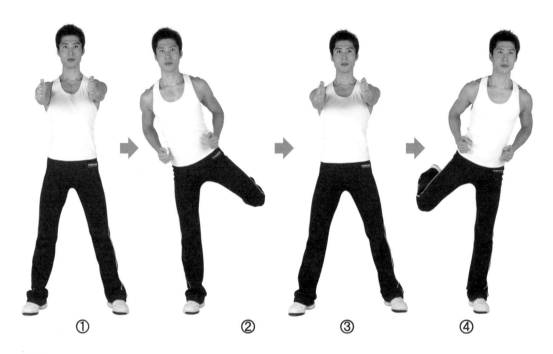

① ② ③ ④

1 两脚分立比肩宽，两臂前平举，掌心相对，五指并拢。

2 屈左腿向后，弯曲双臂收回至腰间两侧，双手握拳，拳心朝内；身体稍稍倾斜30°。

3~4 反方向重复①~②拍动作。

● 5~8拍重复1~4拍动作。

注意 注意身体在跟随步法移动时重心要保持平衡。

第三节 2x8拍

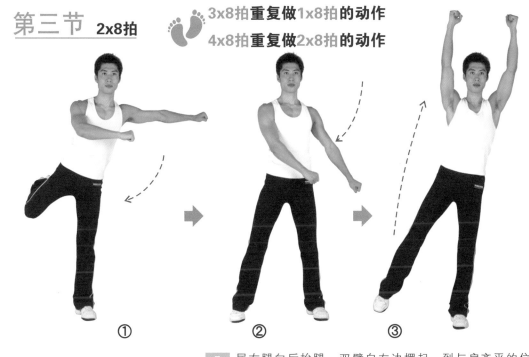

3x8拍重复做1x8拍的动作
4x8拍重复做2x8拍的动作

① ② ③

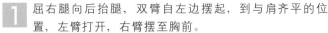

1 屈右腿向后抬腿，双臂自左边摆起，到与肩齐平的位置，左臂打开，右臂摆至胸前。

2 放下右腿，横向跨出，重心也从左脚移到中心位置；同时，双臂由左边与肩齐平的位置顺时针方向下划，双臂一直都保持平行。

3 收回左腿，横向迈出右腿，这是一个并步，重心由中心移到左边；双臂继续顺时针方向往上抢起到头顶，双臂仍然保持平行。

4 屈左腿向后抬腿，双臂继续逆时针划下，放下至身体两侧。

●5~8拍重复1~4拍相同的动作。

④

注意

1~4拍的动作是连续横向的并步加双臂画圈的手部动作。这节动作的要领是在有节奏的前提下，保持动作的连贯性，并步和手臂画圈都是特别需要注重这两点。

知识课堂

在孩子整个生长发育过程中，骨的生长不断在长骨两端骨骺的骨化中心和软骨板内进行，从而使骨的长度逐渐增长，身高也随着增长。

力学增高体操▶

第四节 1x8拍

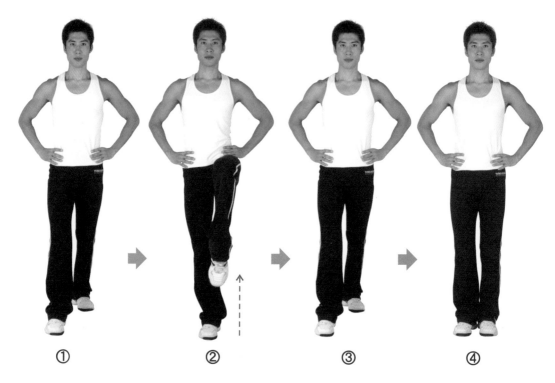

① ② ③ ④

1 双手叉腰，右脚向前迈出一步。

2 左脚跟上，提膝，左膝与右腿成90°，脚尖绷直；身体保持挺直。

3 左脚向后一步收回。

4 接着收回右脚，双手仍然叉于腰间，身体保持挺直的状态。

●5~8拍反方向做相同动作。

注意 左右脚交替进行，做动作时注意保持一定的弹性和韵律感。

第四节 2x8拍

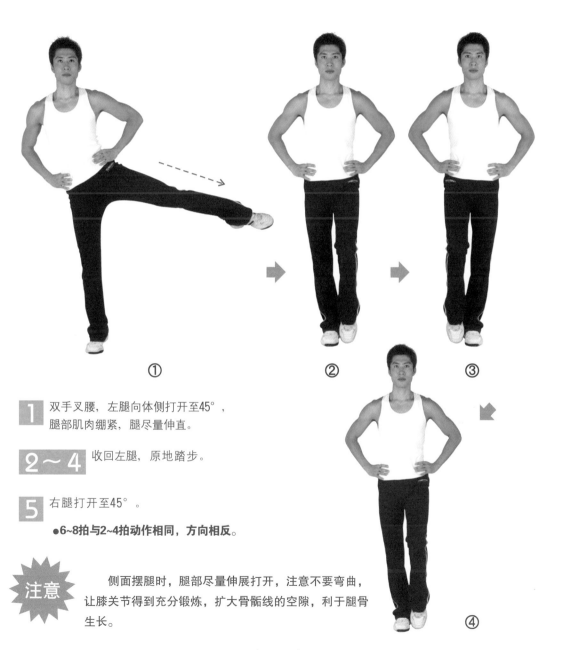

① ② ③ ④

1 双手叉腰，左腿向体侧打开至45°，腿部肌肉绷紧，腿尽量伸直。

2～4 收回左腿，原地踏步。

5 右腿打开至45°。

●6~8拍与2~4拍动作相同，方向相反。

注意 侧面摆腿时，腿部尽量伸展打开，注意不要弯曲，让膝关节得到充分锻炼，扩大骨骺线的空隙，利于腿骨生长。

力学增高体操▶

第四节 3x8拍

注意 3x8拍与1x8拍的动作相同，但加上了手部动作。

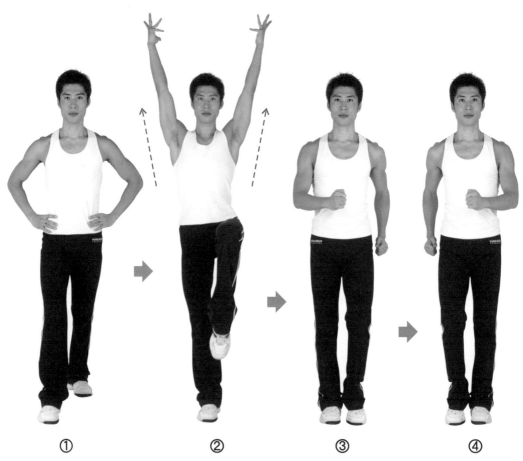

① ② ③ ④

1 双手叉腰，右脚向前迈出一步。

2 双手在胸前打开，手臂伸直过头顶，呈倒"八"字状，五指用力张开并有层次；左脚提膝向前，左膝与右腿成90°，脚尖绷直；身体挺直。

3~4 左右脚先后退回，并拢；双手握拳，左右摆动。

5~8 反方向重复①~④拍动作。

第四节 4x8拍

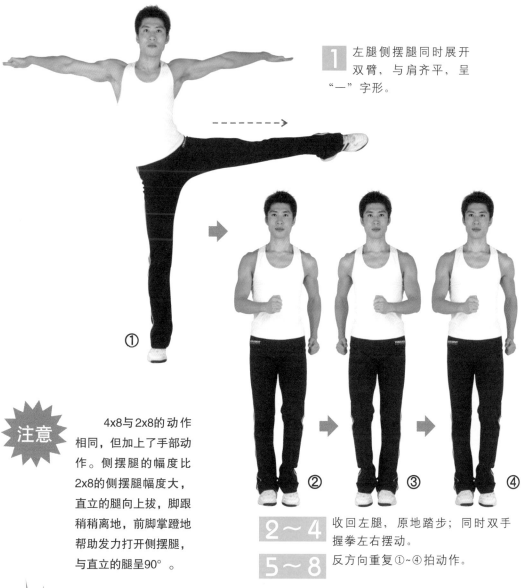

1 左腿侧摆腿同时展开双臂，与肩齐平，呈"一"字形。

① ② ③ ④

2～4 收回左腿，原地踏步；同时双手握拳左右摆动。

5～8 反方向重复①~④拍动作。

注意
4x8与2x8的动作相同，但加上了手部动作。侧摆腿的幅度比2x8的侧摆腿幅度大，直立的腿向上拔，脚跟稍稍离地，前脚掌蹬地帮助发力打开侧摆腿，与直立的腿呈90°。

知识课堂
青春后期17~20岁，软骨板和骨骺逐渐开始融合，骨骼生长随之开始减慢。直至软骨板与骨骺完全融合在一起，长骨的生长就停了，身高便不再增长。由此可见，人的身高、骨的增长与长骨端的骨骺和软骨板的关系最为密切。

力学增高体操▶

第五节 1x8拍

注意

整个八拍都是腿部弹踢动作。

腿要踢起来，用力弹出去，尽量伸直，与直立的腿成45°，脚尖下压绷直，与地面平行。姿势标准才能充分起到锻炼膝关节的作用，让腿变得更修长。

千万别在收回的时候就松懈了！还是要继续保持动作的力度，绷直脚尖，要明显地感觉到小腿肌肉的伸展和收缩。

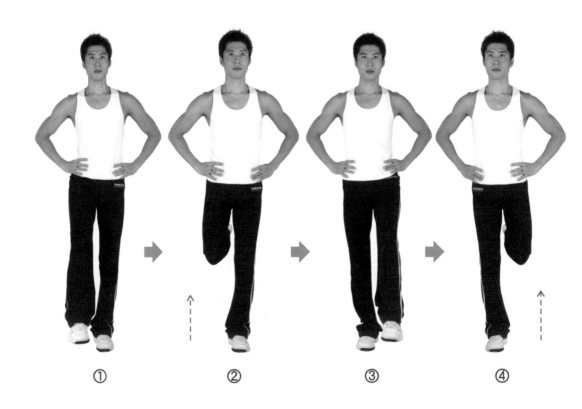

① ② ③ ④

1～4 双手叉腰，首先向后弹踢右腿，收回，换左腿弹踢，如此左右交替弹踢，注意身体的协调。

●5~8拍重复1~4拍的动作。

2x8拍重复做1x8拍的动作

第五节 **3x8拍**

注意

3x8拍腿部动作持续弹踢不变，加上手部的动作。推掌时双手用力，这能够锻炼肩部和胸部。

知识课堂

身高预测计算公式

男生：（父亲身高+母亲身高+13）/2 ± α（7.5）

女生：（父亲身高+母亲身高–13）/2 ± α（6）

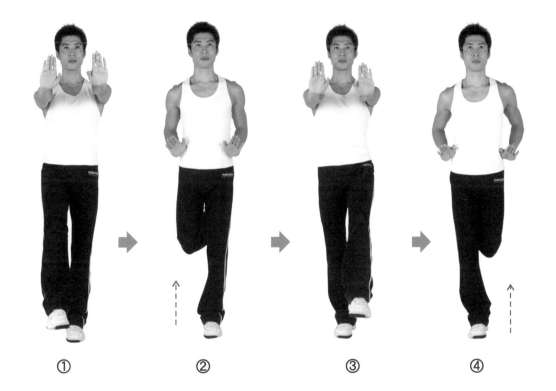

① ② ③ ④

1~4 左右腿向前弹踢时，双臂平行向前推掌，手指并拢朝上；向后弹腿时，手部跟着收回腰间，掌形不变。

●5~8拍重复1~4拍的动作。

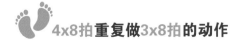**4x8拍重复做3x8拍的动作**

59

力学增高体操▶

第六节 1x8拍

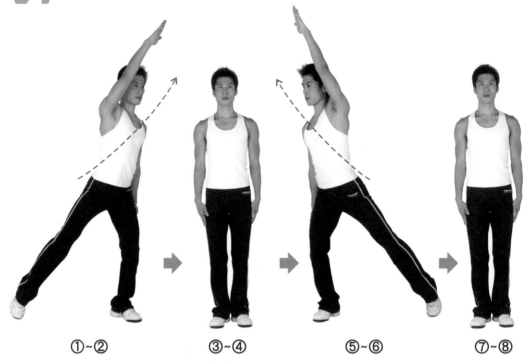

①~②　　　　③~④　　　　⑤~⑥　　　　⑦~⑧

1～2 右腿向斜后方拉开，脚尖点地支撑，收紧腿部和臀部的肌肉，左腿屈膝；右臂贴右耳，掌心向前，五指并拢。

●身体展开时，身体不再朝向正面，稍微斜侧约45°。

3～4 收回腿和手，恢复预备的姿势，准备做下一个动作。

5～8 反方向重复①~④拍的动作。

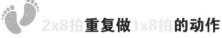

2x8拍**重复做**1x8拍**的动作**

注意

注意这一节的动作，在节奏上做了调整，变成2拍完成一个动作。

第六节 3x8拍

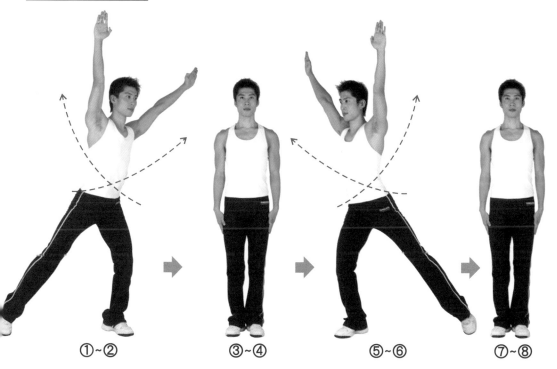

①~②   ③~④   ⑤~⑥   ⑦~⑧

1～2 右腿向斜后方拉开，脚尖点地支撑，收紧腿部和臀部的肌肉；双臂从身体两侧在腹部前交叉向上展开，呈倒"八"字形，掌心向前，五指并拢。

● **身体展开时，身体不再朝向正面，稍微斜侧约45°。**

3～4 收回腿和手，恢复预备的姿势，准备做下一个动作。

5～8 反方向重复①~④拍的动作。

 4x8拍 **重复做** 3x8拍 **的动作**

 注意 这是力学增高的最后一节操，所以在节奏上做了调整，运动没有那么强烈，动作比较伸展，能起到调整放松的作用。

 知识课堂 身高预测计算公式里，α 部分就是由遗传因素以外的其他因素所决定的，我们将 $\pm\alpha$ 波动范围称之为"身高波峰"和"身高波谷"，我们的目的就是让大多数治疗者的 α 部分最大化。但是，如果有"生长障碍"的存在，α 部分就会变小，甚至变成"-"。

G. 瑜伽、普拉提斯增高法

① 瑜伽

瑜伽的定义

瑜伽（Yoga）一词，从印度梵语 yug 或 yuj 而来，其含义为"一致""结合"或"和谐"。瑜伽就是一个通过提升意识，帮助人类充分发挥潜能的体系。它是一种非常古老的能量知识修炼方法，集哲学、科学和艺术于一身。

简单来说，瑜伽是生理上的动态运动及心灵上的练习，也是每天在应用的生活科学。瑜伽的最终目标就是能控制自己，能驾驭肉身感官，通过把感官、身体与有意识的呼吸相配合来实现对身体的控制。这些技巧不但对肌肉和骨骼的锻炼有益，也能强化神经系统、内分泌腺体和主要器官的功能，通过激发人体潜在能量来促进身体健康。

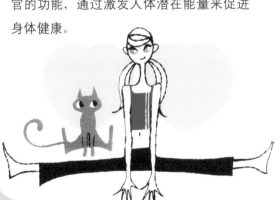

瑜伽的增高原理

人的身体可说完全受各种腺体分泌激素所控制，每一个器官、细胞都直接受这些激素的控制。激素分泌正常时，人体才能正常生长。瑜伽体位法能使各个腺体分泌的激素趋于平衡，从而达到增高的目的。

● 脑下垂体

长高前提是身体健康、体型正常。脑下垂体控制身体的许多活动，例如腺体分泌、血液循环、生长和体温等。当脑下垂体功能失常时，会产生很多疾病，而且身体会不正常地发展，或者变得很胖，或者过于矮小。瑜伽姿势能使脑下垂体正常分泌。

● 甲状腺

控制身体新陈代谢的作用，也调整身体所产生的热量和能量，促进消化及成长。它保证在长高过程中所补给的营养能充分为人体所用。

● 副甲状腺

控制血液中的钙含量，负责骨骼的生长变化，因为骨骼需要钙。副甲状腺对骨骼的发育和对神经系统的正常功能的发挥有很重要的影响。瑜伽体位法能使副甲状腺分泌正常，促进钙质的吸收，为长高提供最必要的条件。

瑜伽增高法是唯一调节人体内分泌平衡的静态有氧运动，刺激各种生长需要的激素，同时通过精挑细选出的瑜伽姿势，利用人体自身的力量来精确作用，促进骨骼生长以及骨端软骨的增厚。

瑜伽的独特魅力

瑜伽能从众多运动中脱颖而出，是因为它具有独特的魅力。

● **不具危险性**

利用身体自己的力量来发挥作用，同时可以促进骨骼本身缓慢生长。悬垂增高的原理是拉力刺激骨骼缓慢生长，和手术原理类似，但是外力吊拉的方式是非常危险的，在你还没有感觉到长高时，身体已经受到损伤。

● **符合人体比例**

瑜伽使上下身协调增高，不会因比例失调而影响美观。因为瑜伽增高是多方面作用，不仅仅是拉伸，每种细节改变都不大，也不是平均的。瑜伽运动增高对于身体的自发调节也符合人体比例。如果自己有特殊需要，可以侧重练习部分姿势，例如可以着重练习下半身的姿势，下半身单独增高最多可以超过3厘米。

● **纠正人体异常弯曲**

增高瑜伽能纠正人体脊椎的异常弯曲，以此释放部分身高。增高瑜伽对于成年人的有效增高范围是3～6厘米，并且具有矫形的作用，有驼背、"O"形腿、八字腿、含胸等情况可以得到纠正，这些都有利于增高。

● **效用持久不反弹**

瑜伽增高通过这些对骨骼有针对作用的姿势，纠正异常骨弯曲，刺激骨骼端软骨增厚，扩大骨间距，同时强化这些部位的软骨、肌肉、韧带和筋腱等，令身高不会反弹，达到增高的目的。

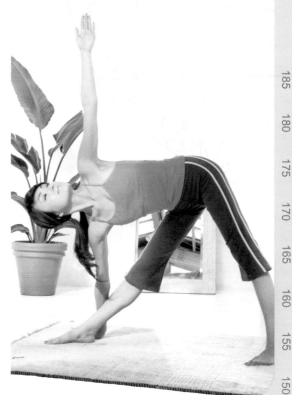

Part 2 运动增高法

2 普拉提斯

普拉提斯的定义

普拉提斯（Pilates）是集瑜伽、武术、希腊的古老健身方式和舞蹈为一体的训练系统，以提高人的柔韧性和整体力量，但同时不会产生肌肉块为基本理念。它能逐渐矫正人们的不良姿态，让身体协调平衡，锻炼到平时难以运动到的部位，缓解肌肉酸痛，纠正脊椎问题。这种新颖的运动方式由德国人约瑟夫·普拉提斯创立。

普拉提斯的增高原理

● 拉伸脊椎

脊椎可以说是身体的中心，是由深层的腹部肌肉连同离脊柱最近的肌肉构成的。但100个人里面有99个的脊椎是弯曲的。普拉提斯就是通过各种姿势和体位法，使身体产生强大的中心力量，使脊椎、骨盆和肩成为一个稳定的整体。沉肩，保持盆部自然中立位置，身体成自然直线，当然高过原来的身高。

● 延展肌肉

骨骼的增长需要肌肉配合拉长，这样才是一个完整的长高过程。普拉提斯能让你拥有拉长的肌肉和柔韧的关节。传统的训练方法，通常会把你的肌肉变得短粗、体积过大，身体更容易受伤；而普拉提斯注重发展肌肉的弹性和关节的灵活性，使你的肌肉在增强力量的同时得到拉长。普拉提斯中特定的动作可以锻炼和影响骨骼间隙的肌肉和韧带，增强对骨骼间隙的控制，促进身高增长，打造健美体形。

● 矫正姿势

普拉提斯能锻炼到传统训练不易锻炼到的部位，逐渐矫正人们的不良姿势。特定的动作可以有效地刺激关节骨端软骨的生长，矫正四肢关节、股关节、骨盆和脊柱的隐性畸形，从而达到增高的功效。

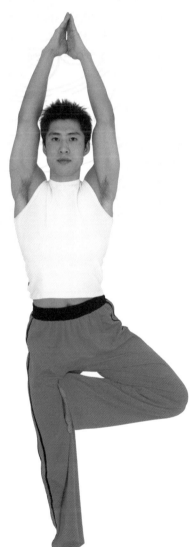

普拉提斯的独特魅力

与其他运动相比，普拉提斯也具有无可比拟的优越性：

● **运动自由　不受限制**

普拉提斯是一种不局限场地、不拘泥动作的有氧运动方式，在很小的空间里就可以练习。在时间上由于普拉提斯运动不属于心肺功能锻炼，所以并没有严格的限制，每次锻炼一般可持续45～60分钟。

● **有效保护脊椎和腰椎**

普拉提斯通过轻快舒缓的音乐把呼吸、冥想、柔韧、平衡有机结合在一起，从而达到伸展脊柱、拉长韧带和改善脊柱生理功能的作用。现代的青少年伏案学习的时间和接触电脑的时间增加，使得脊柱以及腰椎逐渐变形，普拉提斯可以有效地改善人体脊柱及人体核心部位功能。

● **速度平缓　运动安全**

普拉提斯属于静力状态运动，运动速度是相对平缓的，几乎不会对关节和肌肉产生伤害。独特的动静结合的运动方式能使身体既有紧张感又能放松，能有效减小因姿势错误而造成的负面作用。

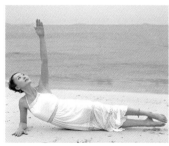

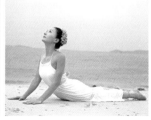

185
180
175
170
165
160
155
150
145

瑜伽、普拉提斯增高法 ▶

三角式

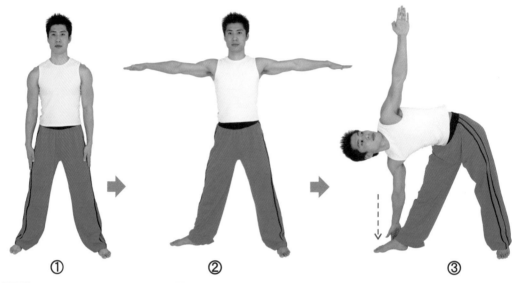

① ② ③

1 深呼吸，两腿分立，两脚距离90~105厘米。

2 两臂侧平举与肩齐，手掌朝下，手臂与地面保持平行，右脚向右转90°，左脚稍转向右，左腿从内侧保持伸展，膝部绷直。

3 向右侧弯曲身体躯干，右手掌接近右脚踝，向上伸展左臂，与肩成一直线。腿后部、后背以及臀部应该在一条直线上，两眼注视向上伸展的左手拇指，保持上身挺直。

效果

增强腿部肌肉，缓解腿部和臀部的僵硬，纠正腿部畸形，使腿部能够均匀地发展，同时缓解背部疼痛以及颈部扭伤，强健胸部。

4 加大难度，手掌撑地，保持半分钟到1分钟，保持呼吸均匀。

手杖式

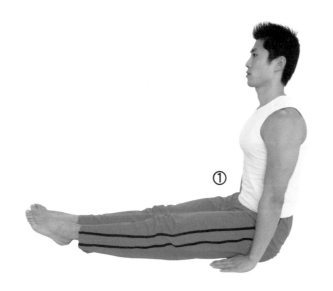

①

1 呼气，躯干稍向后靠，同时从地面抬起双腿，膝部绷紧，如木棍一样笔直，绷紧脚尖。身体的平衡仅靠臀部保持，而脊柱的任何一部分都不能接触地面，腿部与地面保持在60°~65°，脚的高度要超过头，或与其保持水平。

2 双手离地，双臂向前伸展，与地面平行，手掌相向，保持半分钟，正常地呼吸。

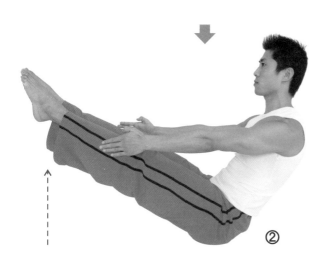

②

效果

这一系列的运动有助于矫正短腿、脊柱弯曲、"O"形腿等形体缺陷，促使骨骼增长，并调节神经和内分泌功能以及各种生理机能，使之达到最佳状态，从而增高。

瑜伽、普拉提斯增高法 ▶

 树式

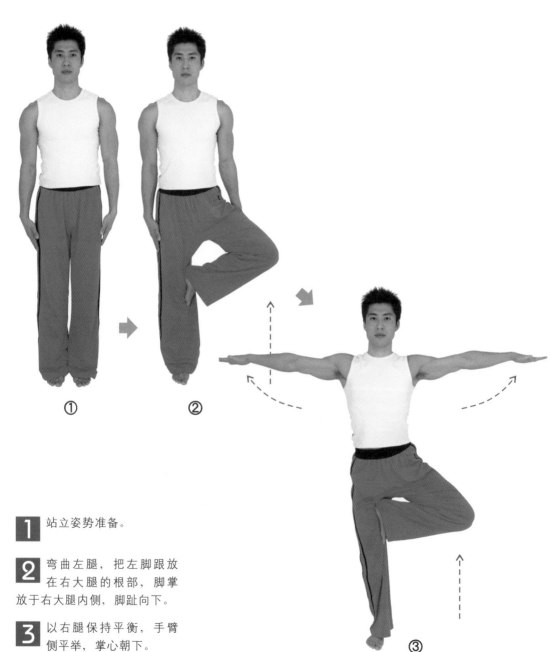

① ② ③

1 站立姿势准备。

2 弯曲左腿，把左脚跟放在右大腿的根部，脚掌放于右大腿内侧，脚趾向下。

3 以右腿保持平衡，手臂侧平举，掌心朝下。

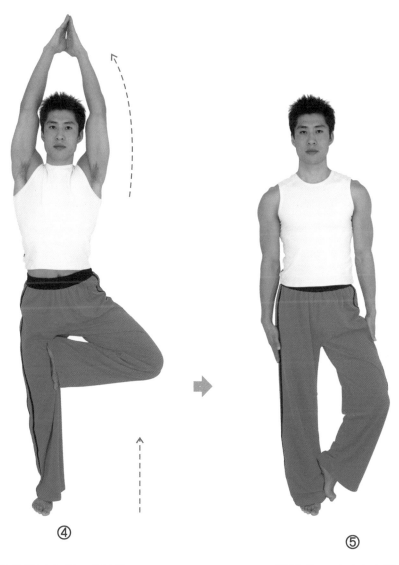

④   ⑤

4 伸直手臂举过头顶。保持这个姿势几秒钟，深呼吸。

5 放下手臂和左腿。回到站立姿势。

注意   树式使身体所有大小关节均能得到活动，使关节部位的血液循环恢复正常，从而使人体各关节机能日渐强化；充分锻炼全身肌肉和肌腱，使身体线条修长。

瑜伽、普拉提斯增高法 ▶

战士式

瑜伽故事

　　达刹曾经举行过一次盛大的祭典，但他没有邀请女儿萨缔和她的丈夫——瑜伽创立之神湿婆。尽管如此，萨缔还是参加了这次祭典，却遭到奇耻大辱，受辱的萨缔投身火海而死。听说这一切后，湿婆被彻底激怒了，他拔下一根头发扔到地上，头发变成强壮的武士维拉巴德纳。湿婆命令维拉巴德纳率领大军打败达刹。维拉巴德纳大军如旋风般出现在达刹的祭典上，破坏祭典，轰走众神和祭司，砍下了达刹的头。这个故事被记载于迦梨陀娑伟大的史诗《战神重生》中。

　　战士式主要是为了纪念由湿婆的头发生成的强壮的英雄。

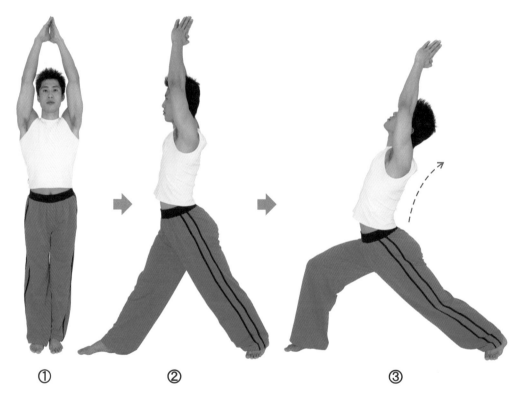

① ② ③

1 以自然姿势站立，双臂上举过头顶，向上伸展，两掌相合。

2 深呼气，跳步分开双腿120~135厘米。呼气，转向右侧。同时右脚右转90°，左脚也稍向右转。

3 右弓步，完全伸展左腿，膝部收紧。脸、胸和右膝应该与右脚朝向同一方向。抬头，眼睛注视手掌，从尾骨开始伸展脊椎骨，保持20~30秒，保持呼吸正常。

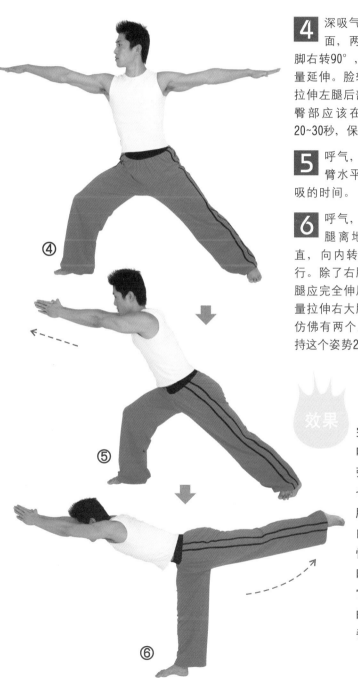

④

⑤

⑥

4 深吸气，两腿保持不动，上身转向正面，两臂侧平举与肩齐，手掌朝下，右脚右转90°，左脚稍向右转。双手向两侧尽量延伸。脸转向右侧，眼睛注视右掌。完全拉伸左腿后部的肌肉。左腿后部、脊背以及臀部应该在一条直线上。保持这个姿势20~30秒，保持深呼吸。

5 呼气，身体向右转并前倾前弯曲。双臂水平伸直，双掌相合，保持两次呼吸的时间。

6 呼气，身体稍微向前摆，同时抬起左腿离地，右腿伸直，像木棍一样笔直，向内转左腿使左腿前部与地板保持平行。除了右腿，整个身体要与地板平行，右腿应完全伸展并绷直，与地面保持垂直。尽量拉伸右大腿后部，伸展双臂和左腿，感觉仿佛有两个人从不同方向把你向两边拽。保持这个姿势20~30秒，保持深呼吸。

效果

　　在战士第一式中，胸部得到完全的扩展，这有助于深度呼吸；可缓解肩部和背部的僵硬，强健脚踝以及膝盖，对颈部僵硬也有治疗的效果，同时减少臀部脂肪。它也能缓解小腿和大腿肌肉痉挛，增强腿部和背部肌肉弹性，使腿部更为匀称和强健。同时，它能帮助收缩和按摩腹部器官，激发身体的活力和促进身体的敏捷，维持身体平衡以及增加脊椎的弹性。

瑜伽、普拉提斯增高法▶

 ## 半鱼王式

瑜伽故事

　　据说，曾经有一次湿婆到一个孤岛上向他的妻子解释瑜伽的秘密，岸边的一条鱼一动不动，专心致志地聆听他所讲述的一切。湿婆知道这条鱼已经了解了瑜伽的真义，于是把水撒在鱼的身上，立刻使它获得神圣之形，变成了鱼王。在完全鱼王式中，脊柱得到了最大限度的扭转；半鱼王式则是该式比较温和的版本。

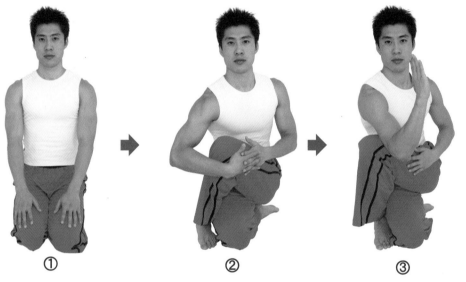

① ② ③

1 跪坐在地面，双手放在大腿上。

2 弯曲左膝，大腿和小腿折叠，从地面抬起臀部，把右脚放在臀下，并坐在右脚上，使右脚脚后跟在左臀下，脚踝外侧和小脚趾触地。假如脚不这么放，就无法在这个姿势上保持平衡。

3 屈左膝，抬左腿，把它放在右大腿外侧，使左踝外侧触碰到放在地面上的右大腿外侧，保持平衡，使左腿胫骨与地面垂直。弯曲右肘，抵住左大腿外侧；左手放在左大腿外侧。

效果　　这是对骨骼有针对作用的姿势，可以纠正骨弯曲，拉伸人体骨骼，扩大骨间距，同时强化这些部位的软骨、肌肉、韧带、筋腱，令增高不会反弹。

平衡上下压

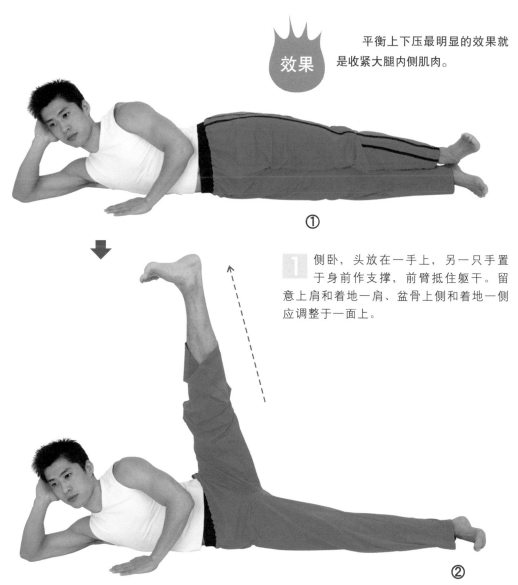

效果

平衡上下压最明显的效果就是收紧大腿内侧肌肉。

①

1 侧卧，头放在一手上，另一只手置于身前作支撑，前臂抵住躯干。留意上肩和着地一肩、盆骨上侧和着地一侧应调整于一面上。

②

2 想象头顶拉离身体，以延长后颈和脊椎骨，将腿置前与躯干成45°。向外转出上方一腿，至膝盖朝天，脚跟朝地，吸气，往天花板方向抬高上腿，尽量伸展。

瑜伽、普拉提斯增高法▶

长躯席卷

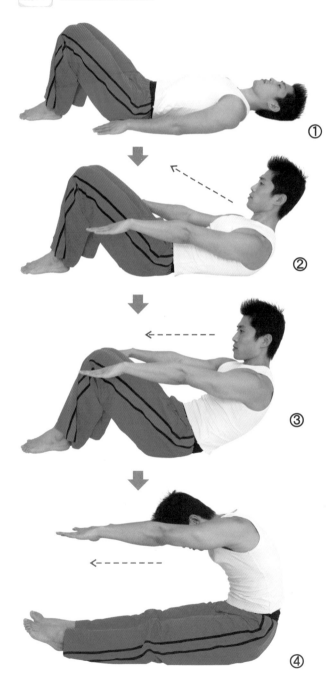

1 仰卧，双手置身体两侧，膝盖屈曲并拢，脚掌平放地面。

①

2 吸气，提起头，将下巴抵胸前，凝聚身体轴心，脊骨抬离垫子，注意要逐节地从垫子上抽离。

②

3 呼气，脊骨继续抬升。

4 躯干卷曲并越过臀部的同时，伸直夹紧双腿。双臂向前伸直，腹部内收。

③

④

效果

有效训练平衡能力，并按摩负责支撑的脊椎肌肉，放松脊柱神经、背部肌肉群，促进背部血液循环，强化腰椎、骨盆，同时增强腰肌的柔韧性和抵抗力，从而促进身高的增长。

陆上游泳

效果　全面锻炼背部的肌肉群，稳定肩胛骨，塑造流畅的背部曲线；拉展大腿的股四头肌、骨盆屈肌，强化臀部和腿后的肌肉，塑造优美的线条；舒展全身肌肉，让身体彻底伸展，显得更高大。

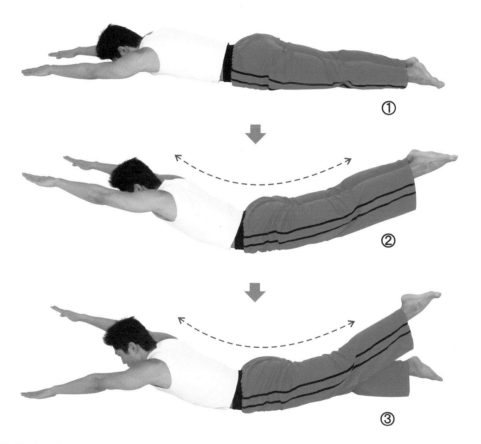

① ② ③

1 俯卧，伸展身体。双腿并拢夹紧，双臂向前伸长，凝聚身体轴心和腹部。

2 吸气，拉长脊骨，伸展手脚，提起胸膛，手脚同时离地，呼气。保持头部、颈椎和脊骨成一线，双手尽量向前伸直。夹紧臀部，收腹。

3 吸气，抬起右手臂和左脚，在不移动中心躯干的前提下，交替抬起手脚。持续交替，作游泳状。以吸气5拍、呼气5拍为1组，完成2~3组，四肢放回垫子上。

瑜伽、普拉提斯增高法▶

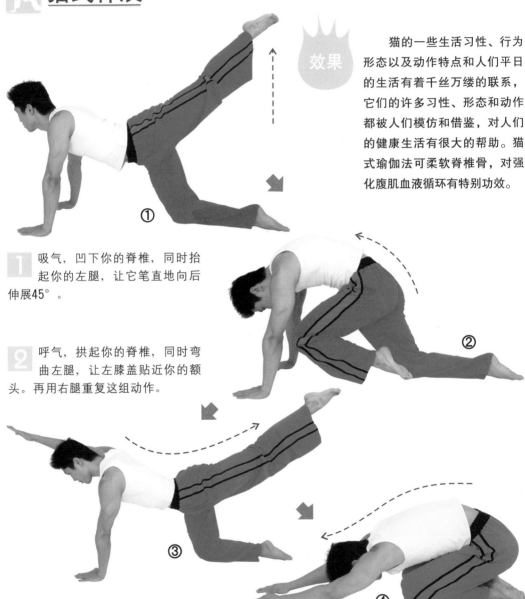 猫式伸展

效果

　　猫的一些生活习性、行为形态以及动作特点和人们平日的生活有着千丝万缕的联系，它们的许多习性、形态和动作都被人们模仿和借鉴，对人们的健康生活有很大的帮助。猫式瑜伽法可柔软脊椎骨，对强化腹肌血液循环有特别功效。

1 吸气，凹下你的脊椎，同时抬起你的左腿，让它笔直地向后伸展45°。

2 呼气，拱起你的脊椎，同时弯曲左腿，让左膝盖贴近你的额头。再用右腿重复这组动作。

3 吸气，抬起一条腿，与之相反的手臂向前伸。

4 呼气，收回手臂和腿，两手臂向前伸，掌心贴住地面。臀部退后坐在脚跟上，做一个舒缓下背的伸展。

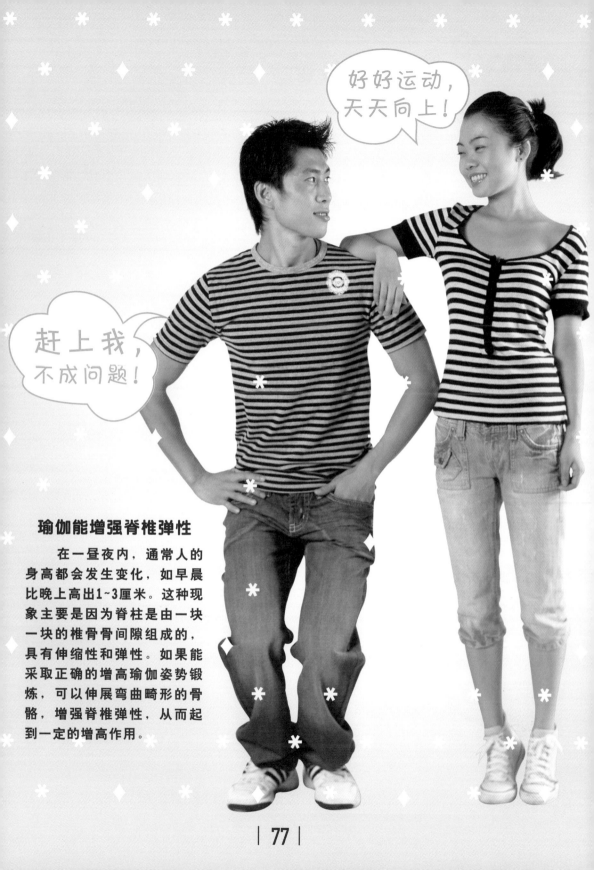

好好运动，
天天向上！

赶上我，
不成问题！

瑜伽能增强脊椎弹性

在一昼夜内，通常人的身高都会发生变化，如早晨比晚上高出1~3厘米。这种现象主要是因为脊柱是由一块一块的椎骨骨间隙组成的，具有伸缩性和弹性。如果能采取正确的增高瑜伽姿势锻炼，可以伸展弯曲畸形的骨骼，增强脊椎弹性，从而起到一定的增高作用。

Part 3 饮食增高法

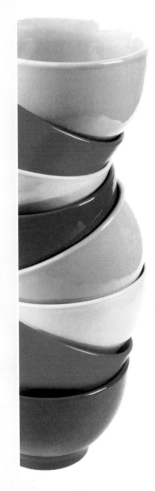

生命在于运动，生命在于营养。

营养和运动，都是维持和促进人类健康的重要因素，两者相辅相成。重体育运动而忽视营养，体内的组织消耗不能得到适当的补充，对健康和发育将造成不良影响；重营养而轻身体活动，会使人肌肉松弛无力、机能衰退等。

营养是我们的热量源、增高的原动力，营养均衡是饮食健康的最高原则。

我们每个人的外形都可以说是"吃"出来的。

是不是经济发达了，生活水平提高了，营养就跟得上了？不一定。一项资料表明，中国40岁以上的人平均身高比日本这个年龄段的要高，但40岁以下的则不如日本。究其原因，则是日本在二次世界大战后，食物严重匮乏，但后来经济发展了，特别重视营养，而且对均衡营养认识比较高。中国人造成营养不良的主要原因是营养意识不高，营养知识不够，认为人饿了就吃，喜欢吃什么就吃什么，不认为吃饭也是一门科学。

那么怎样利用食物来增长自己的身高？靠的就是营养知识！没有不好的食物，只有搭配不好的食物。这一单元，我们将为你解析营养与身高的密切关系，并奉上营养专家特别调配的"步步高升20道饮食"，详细的选料说明、制作方法，在讲究营养均衡的同时，尽力做到色、香、味俱全，让你纠正一些偏食、厌食的习惯，健康快乐地长高。

● 转骨

"转骨发育期"是指当儿童转变为成人时身体上的变化，这个过程发生于青春期，也就是儿童与成人的过渡时期。

● "转骨发育期"常见的疾病有哪些？

发育迟缓、生长迟滞、性器官发育不良、身材矮小、焦虑、抑郁、急躁、头痛、疲劳、眩晕、失眠、胃口不好、青春痘、肥胖。

● "转骨发育期"中医调养的好处。

若能把食物中的营养成分及中药的有效成分做成药膳，在青春期时服用，对发育阶段的青少年骨骼及内分泌的增长有很大益处。

● "转骨发育期"中医调养的方法。

"转骨发育期"的中药调理方法，一般是以补脾肾、壮筋骨为主。

"转骨发育期"的中药很多，如含壳草、九层塔头、川七、山药，以及一些补气、补血、健胃的药物。

1. 了解自己的状态

目前的你到底属于何种状态呢？必须了解这一点，才能清楚找出你的问题。古人云"知己知彼，百战百胜"，了解自己的状态，相信就能获得极佳效果。即使结果不好也不要失望，问题可能在饮食，或与运动有关，或是环境与成长所需要素完全背道而驰，只要了解这些状况就可以了。

对于下面的图表，只要简单回答"是"或"否"就可以。根据你的日常生活情况诚实作答。"虽然偶尔吃点零食，但不是经常吃，应该选没吃吧！"不可以进行这么"放松"的检查。为了正确了解目前的状态，如果你以放松的方式检查，就没有任何意义。所以诚实作答，才是活用这个图表的关键。牢记这点开始作答吧！

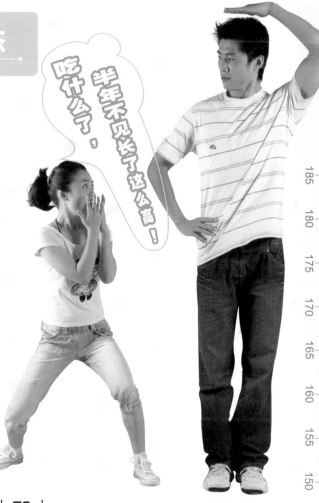

Part 3 饮食增高法

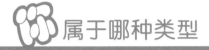 属于哪种类型　　Yes ---> 　No --->

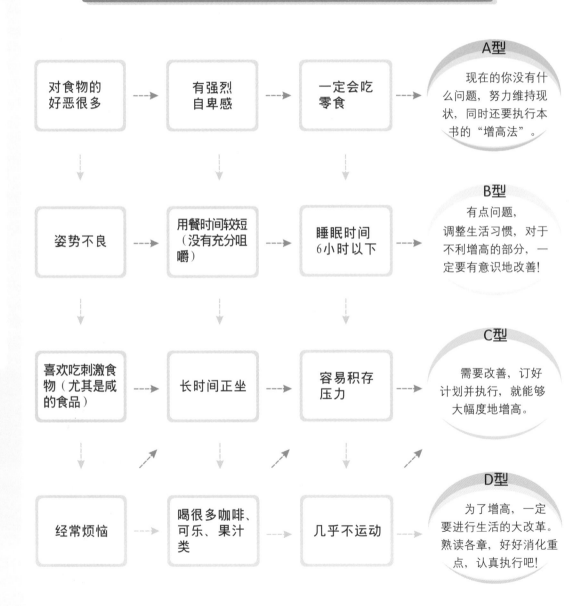

| 对食物的好恶很多 | ---> | 有强烈自卑感 | ---> | 一定会吃零食 | ---> | **A型** 现在的你没有什么问题，努力维持现状，同时还要执行本书的"增高法"。 |

| 姿势不良 | ---> | 用餐时间较短（没有充分咀嚼） | ---> | 睡眠时间6小时以下 | ---> | **B型** 有点问题，调整生活习惯，对于不利增高的部分，一定要有意识地改善！ |

| 喜欢吃刺激食物（尤其是咸的食品） | ---> | 长时间正坐 | ---> | 容易积存压力 | ---> | **C型** 需要改善，订好计划并执行，就能够大幅度地增高。 |

| 经常烦恼 | ---> | 喝很多咖啡、可乐、果汁类 | ---> | 几乎不运动 | ---> | **D型** 为了增高，一定要进行生活的大改革。熟读各章，好好消化重点，认真执行吧！ |

2. 增高营养素

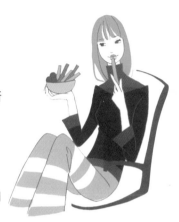

饮食是我们的热量源、增高的原动力，最重要的当然是摄取均衡的营养。对于增高而言，不可或缺的营养素就是"钙质""蛋白质""维生素"及"食物纤维"。

"我知道钙质或维生素啊，但太过专业了，我不太了解。"

当然你会有这样的疑问。本书并不是要向各位介绍营养学的专门知识，只要把这些当成基本知识记住就可以了。

A. 好好补充钙质

骨骼、肌肉的成长、发达，对于身高而言是不可或缺的要素。谈到骨骼就会想到钙质。骨的无机成分97%都是由钙盐构成的，因此，**充分摄取钙就能使骨骼成长，同时也能长高。**

遗憾的是，很多人饮食内容中最缺乏的就是钙。

在身高成长迅速的10岁左右，包括钙、磷、镁、铁、钾、钠等矿物质（无机质）是必要的。一定要有意识地多摄取容易缺乏的钙。

根据进行的动物实验，发现钙缺乏会延迟发育。将20只老鼠分为4群，更换饲料的品质，观察其发育状况。结果发现给予充足钙质饲料的老鼠，和给予缺乏钙质饲料的老鼠相比较时，前者拥有非常好的发育状况。

所以，钙对于身高及身体整体的发育而言，都是十分重要的。

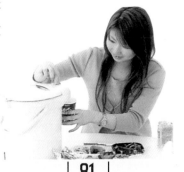

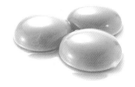

B. 成为血肉的蛋白质

蛋白质的影响如何呢？

由饮食摄取到体内的蛋白质会成为血或肉。长高除了骨骼成长外，肌肉也要发育生长，大量摄取优质蛋白质，就能促进肌肉发达。此外，掌握身高关键的成长激素的分泌，也必须借着充分摄取蛋白质得以促进。

为了提高钙质的有效吸收率，需要优质蛋白质。即使积极摄取钙质，但一旦蛋白质缺乏时，也无法使钙质被吸收。

如果想充分活用吸收的钙质，蛋白质的摄取是绝对的条件。所以，在饮食上要增加富含蛋白质的奶类、鱼、肉和豆浆、豆腐等食物。

C. 促进成长的维生素类

维生素包括维生素A、B族维生素，维生素C、维生素D等，种类繁多。对于长高或身体发育而言，都是不可或缺的物质。

维生素B_2别名"成长促进维生素"，与身体的发育有密切相关，一旦缺乏时会延缓成长。

就骨的成长而言，维生素D很重要。维生素D能促进钙的吸收，在体内成为骨，帮助骨骼成长。缺乏维生素D时，无法形成较硬的骨，脊椎等会弯曲，形成佝偻病。

此外，维生素A、B族维生素、维生素C则是当蛋白质在体内再合成时，能够加以促进的辅酶。

所以，对于骨骼的成长以及成为肌肉根源的蛋白质合成，能够发挥极大作用的就是各种维生素。富含维生素A、维生素D的食物有鱼肝油、动物肝、鸡蛋黄等。番茄、柑橘等新鲜蔬菜水果则含有丰富的维生素C。这些富含维生素的食物，对于正处于身体成长发育期的人群来说是不可或缺的。

D. 去除不需要物质的食物纤维

过去食物纤维对身体而言是"无用之物"，无法被消化酶消化、无法被人体吸收是主要理由。但目前的评价出现180°的转变，即它是非常有用的营养素。

食物纤维具有无法被消化的性质，因此能够使肠内的有害物质加速排出，使肠内干净。此外，还能够抑制胆固醇或脂质等超出部分被吸收。也就是说，它能够提高肠的机能，促进对身体发育有效的营养素的消化与吸收，同时使对身体有害的物质得以迅速排出。

3. 危害身高发育的食品

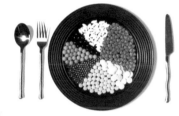

A. 大部分的年轻人营养不足

为了增高，需充分摄取营养，其中最重要的是食物的摄取，只要合理地摄取这些营养品，就不会影响正常发育。但在目前，吃饱和营养均衡是两码子事情。根据调查，发现很多人缺乏钙、蛋白质及维生素，且有20%的人营养不良。

B. 饮食的缺陷

简单地说，营养缺陷往往来源于不良的饮食习惯。很多孩子喜欢吃各种油炸食品、膨化食品、罐头类制品，由于这种食品在制作过程中营养损失大，又使用了各种添加剂，如香精、防腐剂等，虽然提供了大量热量，但蛋白质、维生素等营养成分却很少，如果长期食用，可导致营养不良，影响生长发育。

各种腌制食品、香肠以及熏肉，由于其含有的盐分较高，对胃肠黏膜有较大的刺激性，而且这类食品中维生素含量很低，对生长发育也不利。

吃过多糖果会影响体内脂肪的消耗，造成脂肪堆积，还会影响钙质代谢。营养专家认为，吃糖量如果占到总食量的16%～18%，会使体内钙质代谢紊乱，妨碍体内的钙化作用，影响增高。

此外，有资料表明，偏爱饮用碳酸饮料的人近60%因缺钙影响正常发育。

因此，摄入食物时要注意均衡营养，合理搭配，避免和纠正不良饮食习惯。

C. 摄取过多糖分不利增高

为何摄取过多的糖分不利于长高呢？一般人所食用的白砂糖成分是蔗糖，蔗糖极易被肠胃吸收，因而摄取过量的糖分，血液中糖的含量就达至泛滥状态，结果糖分无法完全被分解，在糖分代谢过程中产生过多的乳酸、焦性葡萄酸、醋酸等有机酸，极易生成酸血症。

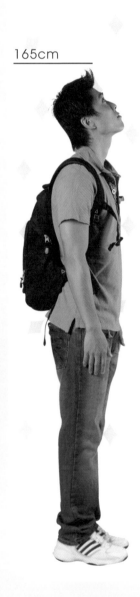

165cm

先简单介绍酸血症的现象。就像把适量的柴火投入火炉中燃烧，由于分量适中，氧气充足，故可充分燃烧，不致产生有害物质；但若把一大堆柴火一并丢进火炉中，氧气随之供应不及，引起不完全燃烧，浓烟直冒而产生有害的一氧化碳。吃太多白糖时，就会产生类似不完全燃烧的现象。若以红糖代替白糖则可减去很多害处，因红糖含有各类矿物质及维生素，而糖在人体内要完全燃烧则需要维生素，故红糖能中和有机酸而不致产生酸血症。

这现象就如同吃胚芽米比吃精米好，因胚芽米含有以维生素B_1为中心的维生素群、矿物质及蛋白质等，精米则不含这类维生素及矿物质。还有一点要补充说明的是，红糖的钙含量是白糖的几十倍之多。然而红糖成分虽好，但热量高，只要吃一点红糖就会觉得胀气，故不可过量。一旦发生前面所提的酸血症，则会阻碍钙形成骨骼的功能，同时产生许多不必要的有机酸，使得牙齿或骨骼内的钙质被溶解。

据动物实验报告指出，一旦动物摄取过量的糖分，即可看出其骨骼、牙齿明显的发育不良。吃太多的甜食会对胃产生不良的影响。一下子猛吃甜食，胃肠蠕动及反射性将减慢，而糖类的消化吸收又特别快，使得血糖增高而不觉得饥饿。胃酸过多者，若在空腹时吃糕饼，反而刺激胃酸的分泌，会引起胃部的不适甚至胃痛。

一般人都喜欢吃甜食，自生理学而言则害多于利，不但会使味觉迟钝，同时不利于成长发育，尤其正值发育期，更要控制糖分的摄取量。

185cm

D. 刺激性食物也会危害增高

　　发育期间应禁吃刺激性的食物，尤其盐分高的食物。酱菜、咸鱼等盐分高的食物，对胃黏膜会产生强烈刺激，对胃黏膜有害。医学专家指出，自食物中摄取过多的盐分，易引发胃溃疡等不良症状；对高血压、脑中风也会造成影响。由此可见，盐分高的食品将危害胃肠而产生病变。所以，除了流汗特别多时需要补充盐分外，平时应尽量少吃盐，否则会伤害胃肠机能，降低养分的吸收效果，对增高发育将产生不良影响。

　　《养生训》一书中曾谈到，凡食物，最好淡然爽口，肥浓油腻的食物尽量少吃。咖啡、红茶、可可等人们所偏爱的饮料，刺激性较强，发育期间最好少喝。其他如冰淇淋、布丁等甜品及可乐等碳酸饮料也会使胃肠机能减弱、食欲衰退，应尽量少吃。

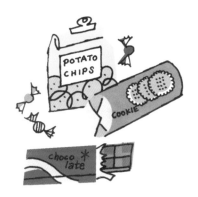

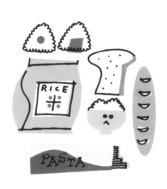

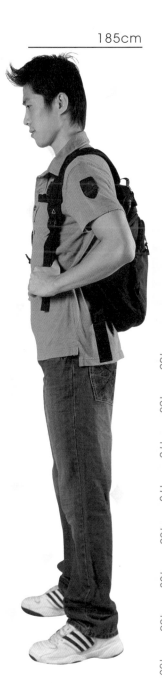

Part 3 饮食增高法

4. 科学用餐四要点

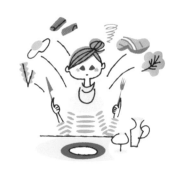

A. 咀嚼30次

第一个重点是咀嚼30次。

请各位想想自己的饮食形态，吃进嘴里的东西是否咀嚼三五次就立刻吞下去呢？相信很多人都会发现的确如此。其实，这样无法充分消化吸收食品。充分咀嚼食物时，不仅可将食物磨碎，同时也能提高消化吸收率。咀嚼越久越能使消化酶分泌到唾液中，食物从口通过食道送入胃肠时，也能使消化液分泌旺盛。食物吞下后的消化吸收是由各器官自动进行，因此能靠自己的意志调整的只有"咀嚼"这个行为而已。

如果咀嚼会对最后的消化吸收造成极大的影响，那么，忽视咀嚼就好像自己主动放下手边的武器一样，那真是太浪费了。食物吃进嘴巴时，应该要咀嚼30次，这样的确能够提升消化吸收率。

事实上，慢性胃肠病或是身体较弱的少年，实施充分咀嚼法后，不仅容易增高，同时拥有壮硕的体格。此外，用餐时不要摄取太多水分，这点也很重要。理由是水分会稀释消化酶或消化液，使其无法充分发挥作用。

B. 快乐用餐

第二个重点就是"快乐用餐"。

消化液的分泌或胃肠的蠕动，会受到精神状态的影响。烦恼、心情沉重时用餐，消化液的分泌无法充分进行，胃肠蠕动也无法发挥正常的功能。

首先就是，食物吃起来是不是觉得不好吃呢？饮食的重点是，眼睛看到菜色，享受引起食欲的风情，鼻子闻到食物的香气，用舌头仔细品尝，然后才能拥有吃的喜悦，才能使唾液、胃、肠、胰脏或肝脏等与消化吸收有关的器官之消化酶、消化液分泌旺盛。

C. 饭后躺10分钟

"饭后至少要躺10分钟"也是重点。

过去认为吃完东西就躺下来就像牛一样，是很不礼貌的行为，事实上这是错误的观念。为使消化器官在饭后充分发挥作用，要将身体放轻松、心情也放松，躺下是最好的方式。外出就餐当然无法这么做，但在家里吃早餐或晚餐后，饭后要有10分钟的休息时间。同时，也要注意用餐时的姿势。

经常看到有人在餐桌前弯腰驼背地吃东西，上身往前倾的姿势会压迫胃肠，很明显会造成不良影响。用餐时一定要挺直腰背，保持不会对胃肠造成负担的姿势。

D. 不要吃零食、夜宵

第四项重点是"不要吃零食、夜宵"。

现代年轻人的饮食生活是不吃早餐，用餐时间也很随意。其结果，就可能吃零食或吃夜宵，但这样会导致营养失调。"因为肚子很饿啊，就吃了薯片。"已经过了十二点了，睡前吃一包方便面应该没问题吧！"这可能是一般的方法吧。也就是说，夜宵吃的大都是零食、面、饭团等，以淀粉或糖类为主要成分的食物。但是，这些食物中营养不均衡，即使吃饱了，也易导致营养失调，当然就不可能有增高效果。

只要大家用点心，就能办到以上"饮食四大重点"。持续一阵子，自然就能养成良好的饮食习惯。

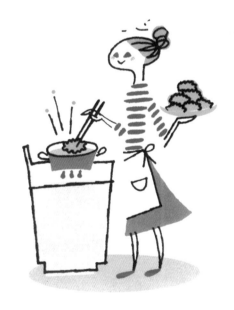

5. 帮助孩子步步高升的精致助长美食

　　充足的营养始终是人体生长发育的基础。为了让孩子既长得高又长得好，父母在安排孩子日常饮食的时候，常绞尽脑汁，为的就是不让孩子输在起跑线上，想让孩子"高人一等"。

　　人体的生长有两个高峰期：一个是婴幼儿时期；另一个则是"转骨发育期"，这个过程发生于青春期，也就是儿童与成人的过渡时期。

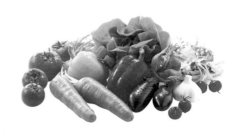

　　蛋白质、钙、铁、锌等是促进儿童生长发育的必要营养元素，其中充足的蛋白质是儿童膳食中不可或缺的重要成分，处于发育期的儿童对蛋白质的需求比成人要高得多，食物中瘦肉、鱼类、蛋类、乳类、豆制品类都含有丰富的蛋白质，钙是人体中含量最多的矿物质，占人体体重的1.5%~2%，其中90%存在于骨骼和牙齿中，人体对钙质的摄入是否足够，直接影响到发育期儿童骨骼的健康。对儿童来说，以服用药物的方式来补充钙质存在着比较大的风险，相对而言，食补就安全得多。含钙量较丰富的食物有奶制品、鸡蛋、鱼类、贝类及豆类等。日常食谱中，牡蛎、动物肝脏、红肉类（牛肉、羊肉等）、蛋黄、鱼以及豆类中所含微量元素较为丰富。微量元素如铁、锌等，对器官和组织的生理功能、生长发育、智力发育、免疫功能、细胞代谢有很大的影响。因此在补充蛋白质、钙质的同时，也千万不可忽略对这些微量元素的摄入。

　　从蛋白质、钙质以及微量元素三方面着手，精心准备色、香、味俱全且适合儿童食用的菜式，荤素搭配，注重膳食的平衡性和多样性。主菜、主食、汤样样兼顾，让孩子一餐就可获得最全面的营养补给。

　　"转骨发育期"常见的疾病有发育迟缓、生长迟滞、身材矮小、急躁、头痛、疲劳、眩晕、失眠、胃口不好、青春痘、肥胖等。若能把食物中的营养成分及中药的有效成分做成药膳，在青春期食用，对发育阶段的青少年的骨骼及内分泌的增长有很大益处。"转骨发育期"的中药调理方法，一般是以补脾肾、壮筋骨为主。如含壳草、罗勒头、川七、山药等都是具有助长发育功效的中药。

营养均衡、原料简单、做法容易，在父母的爱心中变出一道道美味。考虑到孩子对食物色、香、味等方面的特殊要求，本书对每道菜式都进行了认真的研究，让每道菜都能引起孩子强烈的食欲，让孩子爱吃、想吃，在得到充分营养的同时，也获得享受美食的无限欢乐。

参考本书进行科学的食补，同时注意让孩子多喝水，提高睡眠质量，加强运动，您家的宝贝一定身体倍儿棒、"高人一等"！

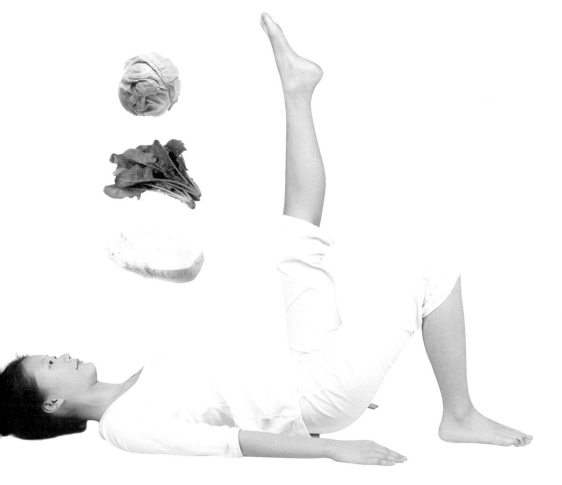

A. 助增高药材集中营 ▶

熟地
玄参科多年生
草本植物地黄的块根
性：微温
味：甘
归经：入肝、肾、心经
功效：补血、滋阴

生地
玄参科多年生
草本植物地黄的根茎
性：寒
味：甘、微苦
归经：入心、肝、肾经
功效：清热凉血、养阴生津

粉光参
五加科多年生
草本植物西洋参的根
性：凉
味：甘、微苦
归经：入肺、胃经
功效：益气生津、养阴清
热、补五脏、安精神、止
惊悸、明目、强心、益智

沙苑子
豆科一年生
高大草本植物扁茎黄芪的
种子
性：温
味：甘
归经：入肝、肾经
功效：补益肝肾、固精明目

制首乌
蓼科多年生
缠绕草本植物何首乌的块根
性：微温
味：甘、苦、涩
归经：入肝、肾经
功效：补肝肾、益经血、
涩精止遗

旱莲草
菊科一年生
草本植物旱莲草的全草
性：微寒
味：甘、酸
归经：入肝、肾经
功效：滋养肝肾、凉血止血

枇杷叶
蔷薇科常绿
小乔木枇杷树的叶片
性：微寒
味：苦
归经：入肺经
功效：祛风止咳、和胃降逆

佛手
芸香科常绿
小乔木佛手的果实
性：微温
味：辛、微苦
归经：入肝、脾、胃经
功效：行气止痛、和胃健脾

白菊花
菊科多年生
草本植物菊的头状花序
性：微寒
味：甘、微苦
归经：入胃、肝经
功效：疏散风热、明目退
翳（翳：眼睛角膜病变后
遗留下来的疤痕）

玉米须
禾本科
玉蜀黍植物玉蜀黍的花柱
和花头
性：平
味：甘、淡
归经：入肝、胆、肾经
功效：利水通淋、利胆退黄、
降压

山楂
蔷薇科
落叶灌木山楂的果实
性：微温
味：酸、甘
归经：入脾、胃、肝经
功效：消食导滞、化淤散结

天麻
兰科多年生
寄生草本植物天麻的根茎
性：微温
味：甘
归经：入肝经
功效：平肝熄风、祛风止痛

海带
海带科植物
大型褐藻海带的叶状体
性：寒
味：咸
归经：入肺、胃、肾经
功效：清热润燥、消痰软
坚、利尿解毒、治婴瘤、
破积聚痰结

陈皮
芸香科常绿
小乔木柑树的成熟果实的皮
性：温
味：辛、苦
气：芳香
归经：入脾、肺经
功效：行气健脾、燥湿化痰

玫瑰花
蔷薇科植物
玫瑰的干燥花蕾和初开的
花朵
性：微苦
味：温
归经：入肝经
功效：理气解郁、和血散
淤、肝郁胁痛

冬虫夏草
肉座菌科
冬虫夏草菌寄生在鳞翅类
昆虫幼虫体的干燥菌
性：平
味：甘
归经：入肺、肾经
功效：滋肺补肾、益精气

石菖蒲
天南星科多年生
草本植物石菖蒲的根茎
性：温
味：辛
归经：入心、肝、胃经
功效：开窍豁痰、和中辟浊

菟丝子
旋花科一年生
寄生性蔓草菟丝子的种子
性：微温
味：甘、微辛
归经：入肝、肾经
功效：补肝肾、益精气

山药（淮山）
薯蓣科多年生
草本植物山药的块根
性：平
味：甘
归经：入脾、肺、肾经
功效：补益脾胃、益肺
滋肾

黑枣
鼠李科落叶
灌木或小乔木枣树的果实
性：温
味：甘
归经：调补脾胃、益气生
津、缓和药性

桂圆
无患子科
常绿乔木桂圆树
的果肉
性：平
味：甘
归经：入心、脾经
功效：补益心神、养血安神

杜仲
杜仲科
落叶乔木杜仲的树皮
性：微温
味：甘、辛
归经：入肝、肾经
功效：补肝肾、强筋骨、
安胎、降血压

甘草
豆科多年生
草本植物的根茎
性：平
味：甘
归经：生用、入脾、肺经
功效：补脾益气、清热解
毒、润肺止咳、调和药性

川芎
伞形科多年生
草本植物川芎的根茎
性：温
味：辛
归经：入肝、胆、心包经
功效：活血行气、祛风止痛

红枣
鼠李科落叶
灌木或小乔木枣树的果实
性：平
味：甘
归经：入脾、胃二经
功效：补中益气、滋脾胃、
润心肺、调营逆、缓阴血、
生津液、悦颜色、助十二
经和百药

薏米
禾本科多年生
草本植物薏米的种子
性：微温
味：甘、淡
归经：入脾、肾、肺经
功效：利水渗湿、祛风湿、
清热排脓、健脾止泻

金银花
忍冬科多年生
常绿缠绕灌木忍冬花蕾
性：寒
味：甘
归经：入肺、脾经
功效：清热解毒、透表清热

玉竹
百合科多年生
草本植物玉竹的地下根状茎
性：微寒
味：甘
归经：入肺、胃经
功效：养阴润燥

枸杞
茄科多年生
灌木枸杞的果实
性：平
味：甘
归经：入肝、肾经
功效：滋补肝肾、明目

莲子
睡莲科多年生
水生草本植物莲的种仁
性：平
味：甘、涩
归经：入心、脾、肾经
功效：养心益肾、健脾止泻

银耳
银耳科
植物银耳的子实体
性：平
味：甘
归经：入肺、胃、肾经
功效：生津润肺、养胃益气

桂枝
樟科常绿
乔木桂树的嫩枝
性：温
味：辛、甘
归经：入肺、膀胱经
功效：发汗解表、温经散
寒、通阳化气

薄荷
唇型科多年生
草本植物薄荷的茎叶
性：凉
味：辛
归经：入肺经
功效：疏散风热、清头目、
利咽喉、透疹、疏肝开郁

黑豆
豆科植物
大豆的黑色种子
性：平
味：甘
归经：入脾、胃经
功效：滋肾补阴、养血明
目、活血利水、补脾益气、
解毒清热、补虚黑发、祛
风解毒

杏仁
蔷薇科落叶
乔木杏树种子的核仁
性：温
味：苦
归经：入肺、大肠经
功效：止咳平喘、润肠通便

浮小麦
禾本科一年生或多年生
草本植物小麦轻浮瘪瘦的
果实
性：凉
味：甘
归经：入心经
功效：止虚汗、安心养神

赤豆
豆科植物
赤豆的种子
性：平
味：甘、酸
功效：利水除湿、解毒消肿

车前子
车前科多年生
草本植物车前的种子
性：寒
味：甘、淡
归经：入肝、肾、小肠、
肺经
功效：利水通淋、清肝明目

黄精
百合科多年生
草本植物黄精或多花黄精
的地下根状茎
性：平
味：甘
归经：入脾、肺经
功效：补脾、益精、润肺

续断
山萝卜科多年生
草本植物续断的根
性：温
味：苦、微辛
归经：入肝、肾经
功效：补肝肾、强筋骨、
止崩漏、安胎

B. 精致助长美食▶

 盐水虾

功效

补充身体需要的各种营养元素

营养补给站

● 虾含丰富矿物质（钙、磷、铁），也是高蛋白、低脂肪的食物，可促进激素分泌，但胆固醇含量高，适量食用即可。

 材料：

草虾16只

 调味品：

姜片、酒少许、盐、味精

 做法：

1. 锅内放入500毫升水，将水煮沸。
2. 放入虾，再加入姜片及调味品。
3. 待虾身呈红色，捞起即可食用。

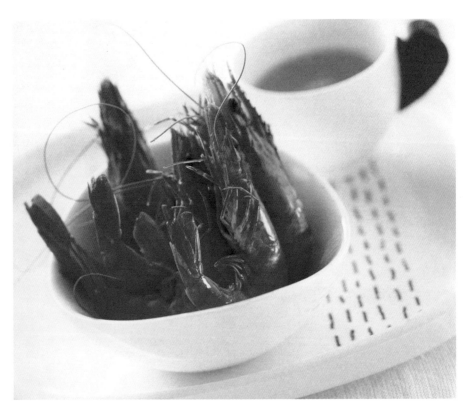

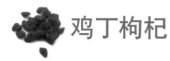 鸡丁枸杞

 材料：

鸡丁250克、枸杞子1大匙

 调味品：

米酒、盐少许

 做法：

1.用米酒浸泡枸杞子20分钟，捞起；鸡丁焯水，备用。

2.起油锅，将鸡丁与枸杞子拌炒，再加盐及米酒一起炒匀即可。

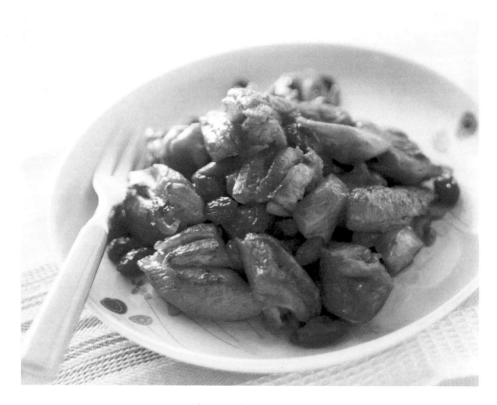

精致助长美食 ▶

 ## 玉米排骨汤

(功效)

促进发育，增强体质

(营养补给站)

● 玉米含有维生素E、葡萄糖、有
机酸，有助于青春期发育及增强
抵抗力。

● 党参能强壮体质，除烦止渴。

 材料：

金黄色玉米2支、排骨半斤、党参少许

 调味品：

姜1片

 做法：

1.排骨焯水、备用；玉米洗净。

2.将所有材料放入锅中，加水盖过食材，小火
炖1小时。

3.关火前加入切好的姜丝调味即可。

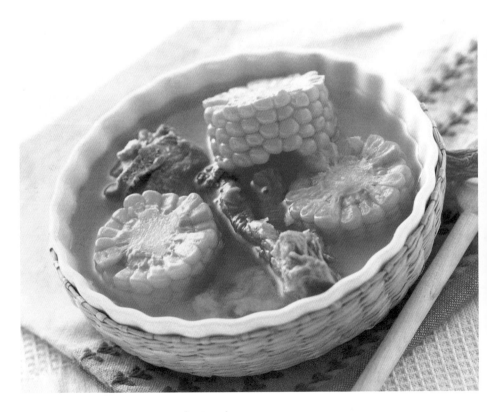

花生炖猪蹄汤

功效

加强代谢，促进生长

营养补给站

● 花生含不饱和脂肪酸，能促进人体新陈代谢。

● 猪蹄富含胶质，能增加皮肤弹性。

 材料：

花生120克、猪蹄1只

 调味品：

姜片少许、水4碗（约1000毫升）

 做法：

1.先将猪蹄刮皮除毛，焯水后浸入冷水，再以刀轻刮表皮。

2.将花生、猪蹄放入炖锅内，加水4碗，小火炖3小时。

3.加入切好的姜丝调味即可。

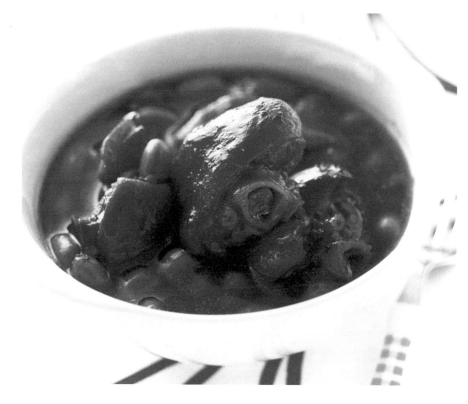

精致助长美食 ▶

 ## 红萝卜炖牛肉汤

功效

帮助强身健体

营养补给站

● 胡萝卜含有丰富的胡萝卜素，维生素B1、B2、C、D、E、K，叶酸、钙质及食物纤维等，几乎可以媲美综合维他命药丸。建议每天多喝一点红萝卜汁，以提高新陈代谢，促进身体长高。

● 要想增高，应该多吃蛋白质，尤其是含有氨基酸的食物，如牛肉。

 材料：

红萝卜1根、牛肉150克

 调味品：

八角、茴香、胡椒、酱油、葱、姜、辣椒

 做法：

1. 红萝卜、牛肉洗净，切成方块。

2. 加水淹盖过所有食材（葱、辣椒除外），放入调味料，一起炖煮约30分钟。

3. 加入切好的葱段，略煮，加辣椒即可。

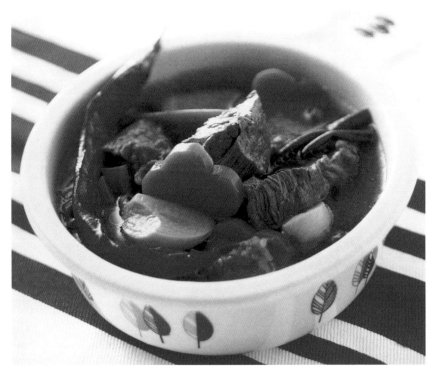

松子凤梨炒虾仁

功效

强壮身体

营养补给站

● 枸杞具有补养心智、滋补肝肾、益睛明目及红润面色等作用。

● 松子可强壮身体、促进生长发育。

● 若有腹泻、便溏者应少食。

 材料：

虾仁225克、松子30克、菠萝5小片、核桃10克、枸杞15克

 调味品：

盐适量

 做法：

1.将松子放入油锅中，以中火炸至金黄色，捞起沥干油分。

2.炒锅中加入适量的油烧热，放入虾仁，以大火拌炒至快熟时，加入松子、菠萝片、蜜制核桃、枸杞及盐，拌炒均匀即可。

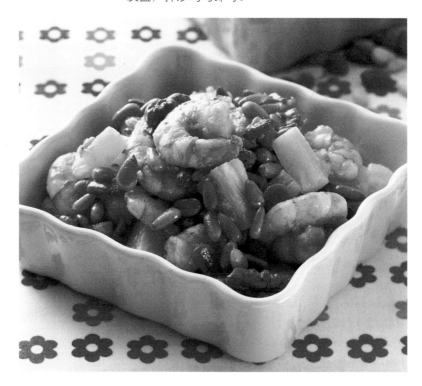

精致助长美食 ▶

 冬虫首乌香菇汤

功效

促进生长发育

营养补给站

● 冬虫夏草既非虫类亦非草类，而是菌类中药材，其味甘、性温，可作为补肾助肠、补肝定喘及明目养生的药材，对发育中的青少年大有裨益。

 材料：

香菇5个、制首乌15克、冬虫夏草3~5克

 调味品：

葱花少许、嫩姜3片、盐适量、米酒少许

 做法：

1.香菇放入水中泡软，切片备用。

2.将制首乌、冬虫夏草、香菇片及嫩姜放入锅中，加入适量水，以大火煮沸。

3.再加入葱花、盐及米酒调味即可。

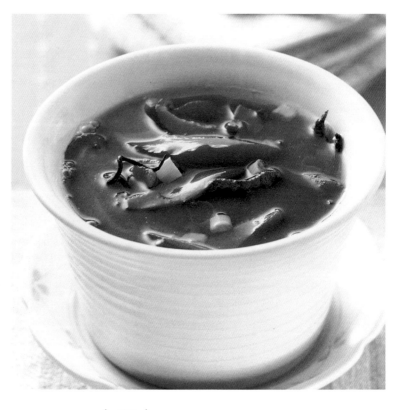

含壳草炖鸡

功效

助长发育

营养补给站

● 含壳草为多年生草本植物，味苦、辛，性寒，多用于清热利湿、消肿解毒、祛风止痛及行血活血等，亦有助于生长发育。

● 此道药膳为民间口耳相传的转骨药方。

材料：

大鸡腿1只、含壳草100克

调味品：

盐1大匙、米酒适量

做法：

1.将鸡腿以滚水焯去血水，切块；含壳草用布袋包好，备用。

2.锅中倒入4碗水煮沸，放入含壳草布袋，以大火煮约20分钟，加入1碗水、鸡腿，待沸腾后转小火续煮10分钟。

3.将布袋捞起，加入盐、米酒调味即可。

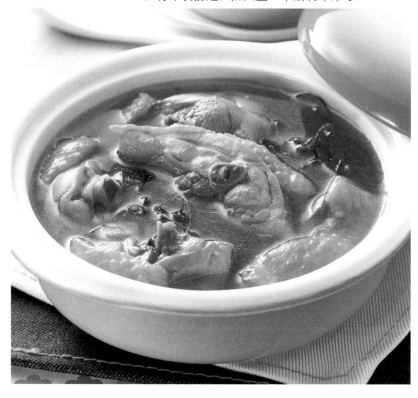

精致助长美食 ▶

 海鲜发育汤

（功效）

强壮身体，促进发育

（营养补给站）

● 鲜蚌、蛤蜊富含锌，虾仁含有丰富的蛋白质，都是男生生长发育不可缺少的食物。

 材料：

鲜蚌50克、虾仁50克、蛤蜊50克、鱼片40克、山药10克、枸杞15克

 调味品：

盐1大匙

 做法：

1.将全部药材及食材（除了鲜蚌之外）放入锅中，加适量水，以大火煮约10分钟至沸腾，再加入鲜蚌煮3分钟。

2.加入盐、葱花、白胡椒稍片刻，滴入香油即可。

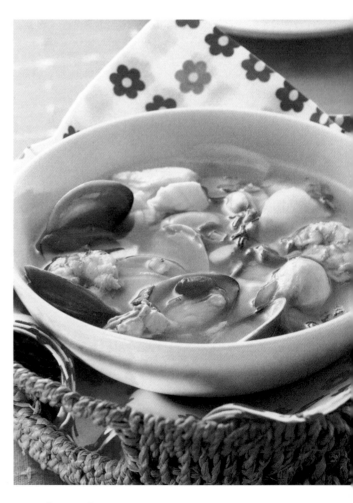

山药扁豆韭菜汤

功效

助长发育

营养补给站

● 白扁豆味甘，性平微温，适用于脾虚所致的泄泻，或饮食不均衡所致的泄泻。

● 黄芪味甘，性微温，一般脾胃虚弱、中气不足、疲倦、食欲不振及面色苍白时都可以补充。

● 韭菜对视力、肌力有一定的助益。

 材料：

韭菜200克、山药25克、白扁豆25克、黄芪25克

 调味品：

盐适量

 做法：

1.韭菜洗干净，切成小段，将山药、白扁豆、黄芪放入锅中，加适量水以大火煮沸。

2.加入盐调味即可。

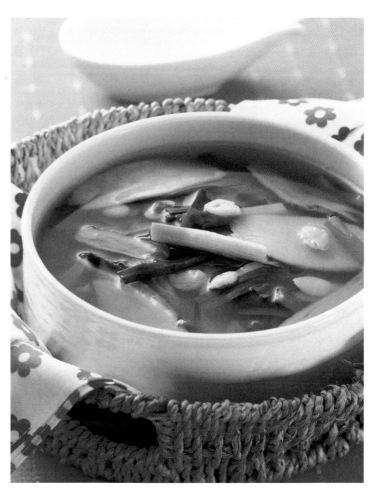

精致助长美食 ▶

 罗勒炖牛筋

 功效

健胃、促进发育

营养补给站

● 罗勒芳香健胃、祛风止痛、行血活血、助长发育。

● 桂枝能刺激汗腺，有发汗的作用；桂枝油能促进消化液的分泌及肠胃蠕动，有健脾祛湿的功效。

● 咽喉痛的人不可食用。

 材料：

牛肉（半筋半肉）200克、罗勒头15克、桂枝15克、黑枣10颗

 调味品：

盐适量、葱花适量

做法：

1.牛肉切块，罗勒头、桂枝以过滤袋包好备用。

2.将过滤袋、黑枣、牛肉放入锅中，加适量水，小火炖煮至牛肉软熟。

3.再加入葱花、盐及米酒调味即可。

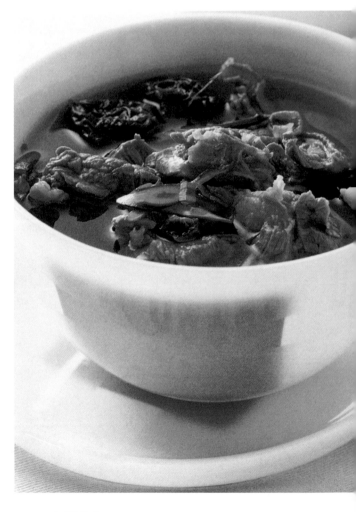

参芪排骨汤

功效

增进食欲

营养补给站

● 党参增加肌理生理活动的能力，具有明显的强壮作用。

● 川七可以止血、活淤散血，能消除肿痛，促进筋骨发育。

 材料：

排骨300克、党参15克、黄芪25克、川七15克

 调味品：

盐1大匙、米酒适量

 做法：

1.排骨焯去血水，与药材一起放入锅中，加适量水以大火煮沸，炖至排骨烂熟。

2.再加盐与米酒调味即可。

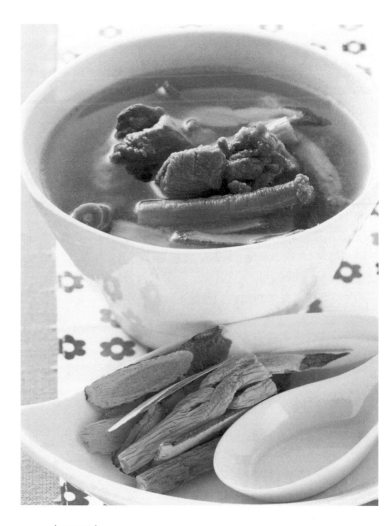

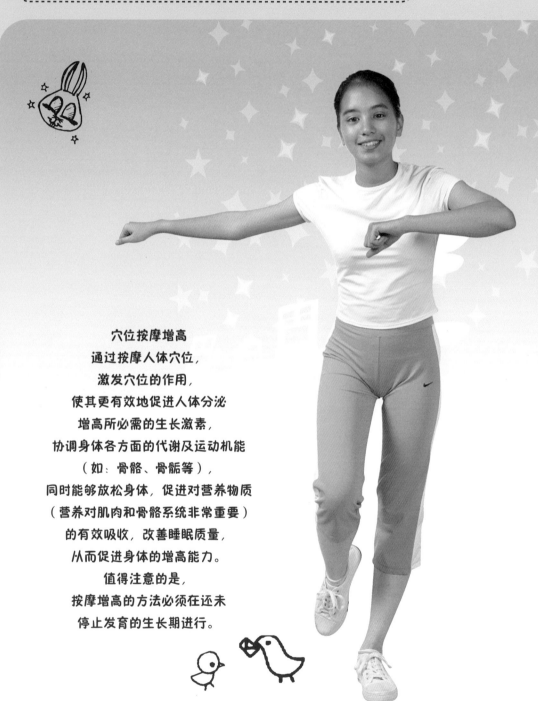

穴位按摩增高
通过按摩人体穴位，
激发穴位的作用，
使其更有效地促进人体分泌
增高所必需的生长激素，
协调身体各方面的代谢及运动机能
（如：骨骼、骨骺等），
同时能够放松身体，促进对营养物质
（营养对肌肉和骨骼系统非常重要）
的有效吸收，改善睡眠质量，
从而促进身体的增高能力。
值得注意的是，
按摩增高的方法必须在还未
停止发育的生长期进行。

1. 增高穴位按摩知识

增高穴位按摩简单易学，方便实用。掌握相关的穴位按摩知识不仅能够使孩子增高，还能强健体质、增强记忆、提高学习和工作效率。一起来了解神奇的增高穴位按摩吧！

A. 按摩增高原理

① 促进生长激素分泌

经常按摩增高穴位，可以调节内脏功能和脑神经系统，使与人体身高关系密切的生长激素分泌增多，并促使其他内分泌激素（如甲状腺素、肾上腺皮质激素、性激素等）调节体内新陈代谢，有利于人体的生长发育。

② 促进营养吸收

经常进行增高穴位按摩可疏通经络，使气血畅通，促进新陈代谢，从而给骨组织提供充足的营养，使骨骼更好地吸收养分，从而起到增高效果。

③ 增进食欲，促进睡眠

按摩可以使经络疏通，全身舒畅轻松、精神愉悦，还能增进食欲、提高睡眠质量，这些因素都是增高的有利条件。

常用的取穴法有：骨度分寸法、体表标志法、手指比量法、简便穴位法。其中，手指比量法是使用最方便的方法。穴道的定位与丈量主要都是以"寸"为单位，这里的"寸"是以个人的身体或手指等为标准，而不是拿一把尺来丈量，这个"寸"被称作"同身寸"。

拇指同身寸：取拇指指关节横量相当于一寸。

中指同身寸：以中指中节内侧两端横纹间作为一寸。

横指同身寸：拇指之外的四指并拢，以中指中节横纹处为准，四指横量相当于三寸。此法多用于下肢、下腹部和背部。

当点按穴位位置正确时，有"酸、麻、胀、痛"四种重要的感觉，当有这四种感觉的时候，证明穴位找对了。

穴位按摩法适用年龄：女性6~23周岁，男性6~25周岁。

2. 增高穴位自我按摩

在按摩过程中，准确地选取穴位非常重要。经穴、奇穴的分布都有一定的位置，在取穴时应当采取正确的方法。

① 按摩方法（一）

右手拇指按在穴位上。用力按压约9秒不松劲，接着按顺时针方向揉9次，逆时针方向揉9次，再按顺时针方向揉9次，按逆时针方向揉9次，共按揉36次。以下穴位都用此方法。

百会穴：头顶正中线与两耳尖连线之交点。

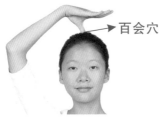

→百会穴

上星穴：头正中线，前发际往后1寸处。

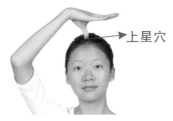

→上星穴

印堂穴：两眉毛连线中点。

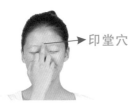

→印堂穴

膻中穴：胸前正中线，两乳头中间。

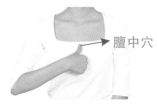

→膻中穴

足三里穴：在小腿前外侧，外膝眼下四横指、距胫骨一横指。

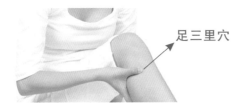

→足三里穴

委中穴：腘横纹中点，当股二头肌腱与半腱肌腱的中间。

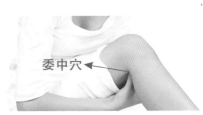

委中穴←

中脘穴： 取穴时通常采用仰卧姿势，体前正中线，胸骨下端和肚脐连接线中点。

气海穴： 体前正中线，脐下1.5寸处。

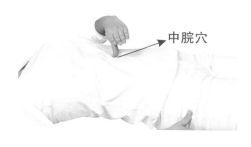

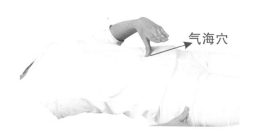

风市穴： 大腿外侧中线，当腘横纹上7寸处。或人体直立，手下垂于体侧，中指指尖所到处即是。

血海穴： 屈膝，在大腿内侧，髌底内侧端上2寸，当股四头肌内侧隆起处。

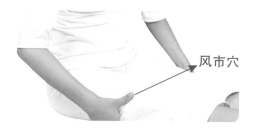

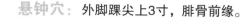

承山穴： 小腿后面正中，伸直小腿或足跟上提时，腓肠肌肌腹下出现尖角凹陷处。

悬钟穴： 外脚踝尖上3寸，腓骨前缘。

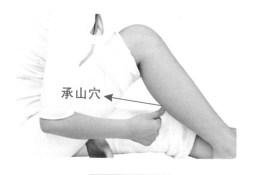

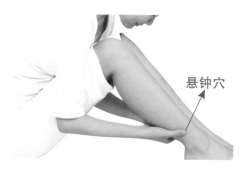

解溪穴：足背与小腿交界处的横纹中央凹陷处。

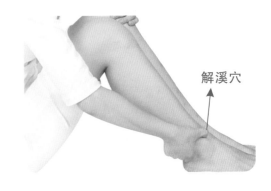

解溪穴

② 按摩方法（二）

两手拇指按在两侧穴位上，同时用力按压约9秒不松劲，接着两拇指同时向前揉9次，向后揉9次，再向前揉9次，向后揉9次，共按揉36次。

率谷穴：耳尖直上，入发际1.5寸处。

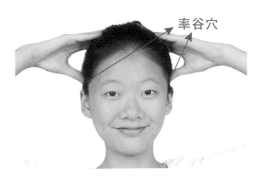

率谷穴

③ 按摩方法（三）

两手拇指按在两侧对应穴位上，同时用力按压约9秒不松劲，接着两拇指同时向外揉9次，向里揉9次，再向外揉9次，向里揉9次，共按揉36次。

风池穴：后颈部，后头骨下，两条大筋外缘陷窝中，相当于耳垂齐平。

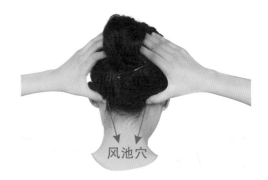

风池穴

膝眼穴：屈膝，在髌韧带两侧凹陷处（髌骨下两侧凹陷处）。在内侧的称内膝眼，在外侧的称外膝眼。

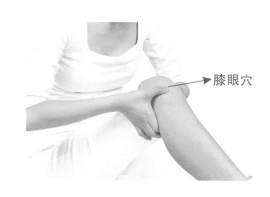

膝眼穴

④ 按摩方法（四）

　　右手中指按在穴位上，左手按在右手中指上，同时用力按压约9秒不松劲，接着按顺时针方向揉9次，逆时针方向揉9次，再按顺时针方向揉9次，按逆时针方向揉9次，共揉36次。

大椎穴：低头时，用右手摸到颈后部最突出的一块骨头，就是第7颈椎，该处下方的凹陷处就是大椎穴。

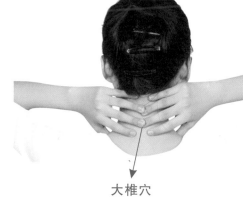

大椎穴

⑤ 按摩方法（五）

　　右手中指按在穴位上，用力按压约9秒不松劲，接着按顺时针方向揉9次，逆时针方向揉9次，再按顺时针方向揉9次，按逆时针方向揉9次，共揉36次。

侠溪穴：在足背外侧，当第4、5趾间，趾蹼缘后方赤白肉际处。

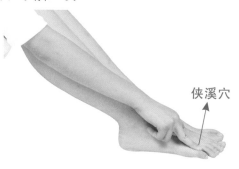

侠溪穴

| 109 |

一个旅行者，每到一地都有寻找奇异的小石子作留念的习惯，有一次，他却在一条由融雪汇聚成的溪流里发现了一颗硕大的钻石。是的，好习惯就是让我们不断发现成功钻石的寻宝图，而坏习惯就是我们生命之船上的老鼠，早晚有一天会把船底啃穿，使它在不知不觉中沉没。

一个人的反复的行为便形成了习惯，而习惯又反过来塑造了独特的自我。一个哲人曾说过："种下一种行为，收获一种习惯；种下一种习惯，收获一种个性；种下一种个性，收获一种命运。"与其说是"个性决定命运"，倒不如说是"习惯决定命运"。

你的身高由你决定。想要长高吗？那就要养成对身高有益的生活习惯。

你走路的姿势是否正确？睡觉的枕头或者床是不是会妨碍增高？你每天的睡眠充足吗？你是不是对紧身牛仔裤情有独钟？一天中你记得喝几杯水？你抽烟喝酒吗？

可不要小看这些问题！衣、食、住、行中的种种不良习惯，都会成为"暗杀"你身高的凶手呢。当然，"罗马不是一天建成的"，要改掉原有的生活习惯，重新建立良好的生活习惯，需要决心和毅力哦。但是，好习惯会回报你一个美好的未来，努力培养有益于你长高的好习惯吧！

1. 增高恶习依次数

A. 是否使用不良的寝具

睡眠占了一个人大部分的时间，因此寝具很重要。不知道读者使用何种寝具？

"听说选择硬的寝具比较好，所以使用非常硬的寝具。""希望在睡觉时能够感觉是一种奢侈的享受，因此喜欢松软的床。"

遗憾的是，两者都不好。寝具最适合使用带有不锈钢制弹簧的床垫的床，躺下来时，身体只会稍微下沉。

对于已经完全停止长高的人而言，太硬的寝具当然是没有问题的，但是对于正处于长高期的人而言，就不太好了，因为太硬的寝具所造成的压迫感会阻碍骨骼的成长。选用寝具时，下面铺的弹簧床的软硬度必须要花点工夫选择。如果是会让身体深深下陷的柔软寝具，在睡觉时，臀部部分会往下陷，使得脊柱形成不自然的形状，从而阻碍发育。

此外，所盖的被子也不可以太重，太重的被子会阻碍血液循环。

选择较矮的、使用柔软填充物、平坦的枕头最理想。例如，荞麦壳枕太硬，会阻碍血液循环。选择后脖颈能够伸直，头和颈部能够自由活动的枕头。

B. 不好的服装

接下来探讨服装。年轻的一代非常关心服装，流行方面也有各种变化。**但是，为了增高着想，着装的要点是不可以太紧。**

紧贴肌肤的紧身牛仔裤会压迫整个腿部，阻碍血液循环，应避免穿着。

如果是校服或是公司的制服穿着太紧，这也是无可奈何之事，尽量不要穿太久。例如，从学校回家之后，就要立刻脱下太紧的衣服，换上宽松服装。

容易忽略的就是鞋子和袜子。鞋子太紧，会阻碍脚部的血液循环。尤其是女性，从脚到小腿肚不要穿太紧的靴子，长时间持续这种状态就无法增高。袜子也不要穿太紧，宽松的袜子是最适合的。

C. 正确的坐姿

长时间正坐，血液循环不良，会阻碍脚的发育。

以不良的姿势坐着，可能会驼背，同时压迫心脏、肺、脉管等，阻碍血液和淋巴液循环，造成营养不良。

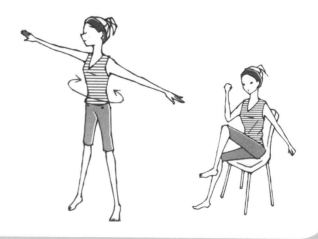

D. 走路姿势的矫正

当今，走路已经代替慢跑，成为对身体负担更小的受人欢迎的运动。实际上，走路除了锻炼肌肉之外，也是提高心肺功能的全身运动，所以这是值得提倡的运动。当然，不需要刻意去走路，但在日常生活中，应尽可能增加走路的机会。

走路与脚的发育也有关，对于增高也会造成影响。

如果走路的方式不正确，会压迫内脏器官，阻碍血液循环，无法充分补给营养。脚的肌肉和骨骼的发育有关，要增高的正确走路方式有一些重点。

我们所谓的"正常步"如下：

步行幅度会因脚的长度不同而有所不同，年轻人大都为75厘米。速度保持在1分钟120步，也就是说，1秒钟走2步。腰和肩不要前后左右晃，要很有节奏地慢步行进。稍微挺胸、缩小腹，臀部不要留在后面。踏出去的脚的膝盖伸直，着地时一定要脚跟先着地。脚尖笔直朝向前进方向，不要朝向外侧或内侧，也就是说，"外八"或"内八"都不是正确的走路方式。左右脚的间隔为5～7厘米，步行线不可以交叉或是离得太远。头不要朝前后左右倾斜，大致保持在正上方的位置，视线看着前方。双手自然前后摆动，配合脚的动作，两者协调，帮助脚的动作。走路是下半身动，动力源在于腰，要以从腰前进的方式来走路。

如果用正确的方式走路，消耗的能量很少，却可得到良好的运动效果，能够促进增高效果。

"那么，一天到底要花多少时间来走路呢？"问题就在于此，即使养成正确的走路方式，但是，一天只走15分钟是没有意义的。

例如，15岁为100-15＝85，一天走85分钟，18岁则为82分钟。

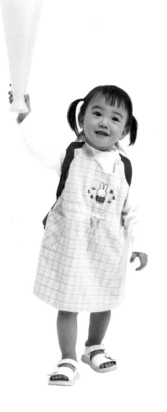

一天走路的时间
要用以下的公式来计算：

一日的步行时间（分钟）
=100－年龄

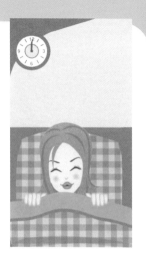

E. 睡眠充足的孩子易长高

睡眠对于增高而言是一个重点，相信大家都能够想象得到。

"睡眠充足的孩子易长高"这句话，让我们了解到：如果经常出现睡眠不足的状态，就很难增高。

睡眠时间，尤其是从深夜到黎明，是一天中人体成长的黄金时期。因为生长激素在熟睡的时间段分泌旺盛。此外，睡觉时脊柱和脚的关节、肌肉能够从身体的重量束缚中解放出来。

睡眠最重要的两点就是时间与质量。正常情况下，人体每天至少需要7小时的睡眠时间。最好是10～13岁每天睡9小时，14～18岁每天睡8.5小时，19岁以上每天睡8小时。成长期获得较长时间的睡眠，有益于增高。

在人体清醒时获得适度的休养，也能够提升增高效果。无法好好休养，不知不觉中疲劳蓄积，就会形成慢性疲劳状态。慢性疲劳对于增高而言，当然是不良影响，所以，要尽可能让身体拥有充足的休息时间。在学校或是单位里，即使是休息时间，恐怕也很难躺着休息。因此，午休时应尽量让脚休息。吃完午餐之后，可以把脚摆在椅子或沙发上。一整天支撑身体重量的双脚，当然希望得到这种休息。

只要花点时间，让脚产生解放感，对于增高就具有很好的作用。

F. 香烟是人身心发展的克星

香烟中的尼古丁会促使交感神经和副交感神经出现兴奋状态，最后使身体变得麻痹。因此，影响与发育有关的激素系统，会直接影响到身高的发展。

G. 疾病会阻碍增高

在各种各样的疾病中，以感冒和肠胃炎等急性疾病及结核、气喘等慢性疾病最为常见。

最常见的就是感冒，只要一感冒，整个人就会昏昏沉沉、身体虚弱。

肠胃炎常伴有腹痛腹泻的症状，因此难以正常进食。如此一来，整个人便显得毫无生气；加上正值身体发育期，若无法取得均衡的营养，则会影响身体增高成长。

感冒及肠胃炎等疾病都是可以预防的，只要平日稍加注意，都能避免。不要让这些疾病阻碍了身高的增长。

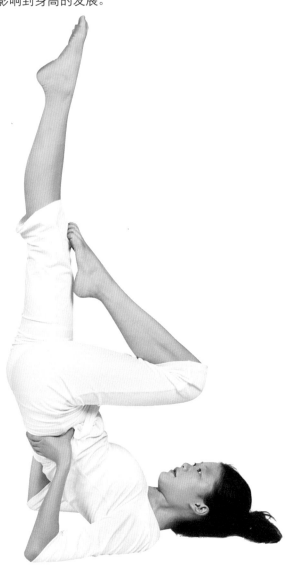

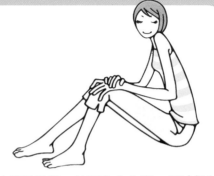

2. 脚部增长以增高

A. 让脚长长的5课程

具体而言，应该做什么呢？如何才能够有效地使脚长长呢？关于这个主题，经过长年研究，开发的课程如下：

脚长长课程 ①

首先就是饮食，摄取营养均衡的饮食。重点就是，为了让营养更好地被消化、吸收，一定要充分咀嚼。

脚长长课程 ②

运动对于脚长长而言，是不可或缺的要素。即使正确饮食，但是不活动身体的话，则影响对钙质的吸收，导致骨骼脆弱。所以，为了优化饮食效果，适量运动非常重要。

最轻松的运动就是走路，尽量每天走一小时。重新评估自己的生活，制造走路的机会。

当然，走路时要保持正确的姿势。

此外，有些人喜欢慢跑而不喜欢走路，这样也不错。慢跑三十分钟的运动量和走路一小时的运动量相当。

脚长长课程 ③

"伸展体操"的实行。要使脚长长，最有效的就是"甩臂左右弯曲体操""摩擦腿后踢体操""摩擦腿挺胸体操""空中踩踏体操""无绳跳绳体操"这五项，对于使脚修长的效果非常好。

体操中有些也加入了按摩脚的动作。借着按摩的刺激能够促进血液循环和活化组织，帮助脚的发育。

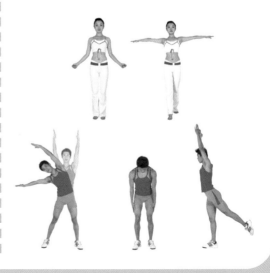

Part 5 增高生活

脚长长课程 4

要使脚长长，强化腰部也很重要。腰部集聚了很多神经，这些神经对于脚的活动具有重要作用。

开发出来的"搥腰体操"方法如下：

1.两脚打开与肩同宽，自然站立，双脚张开呈30°。

2.轻轻握拳，用指侧敲打腰部。右手拳敲打右腰，左手拳敲打左腰，强度调整为感觉舒适即可。

3.敲打右腰时，腰朝右侧凸出；敲打左腰时，腰朝左侧凸出。

1分钟敲打100～120下，持续2分钟。

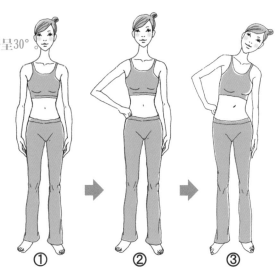

① ② ③

脚长长课程 5

课程的最后与生活习惯有关。日常生活中的举手投足都与脚的生长相联系，这就是本课程的重点。

1.不要长时间拿重物

上学背的书包或是上班拿的公文包，要注意不可过重。除了必不可少的东西，千万不要把背包塞得满满的。

2.减少坐的机会

正坐、盘腿坐或侧坐等要屈膝，会使脚的血液循环不畅，应尽可能避免。坐在椅子或地上时，可以将腿伸直。

3.不要过度运动

不论走路、慢跑或其他运动，如果疲劳蓄积而不尽快恢复，则会造成相反效果。要了解自己的身体，不可以运动过度。

4.不要长时间保持同一姿势

站久了就要坐一坐；相反地，如果长时间坐着，则要视情况站起来走走。

5.趁着站立工作、坐着工作的空当让脚休息

在快餐店打工，站的时间较长，对脚造成的负担极大，这对脚增长会造成不良的影响。休息时应把脚抬高休息，可以消除疲劳，同时促进下肢的血液循环。若感觉倦怠，可以通过按摩来缓解。而长时间坐着工作时，也需进行同样的处理。

6.每天泡脚

如果条件允许，每天都要泡脚。泡脚时要注意脚部清洗。如果无法泡脚，可以用温湿毛巾擦拭脚，以去除脚部一天的尘垢与疲劳。

7.穿合脚的鞋子

太紧的鞋子会阻碍脚的血液循环及正常发育。选择鞋底具有缓震功能、透气性佳的鞋子，不要长时间穿勒脚的靴子。

8.寒冷时要注意脚的保温

寒冷会使人体血液循环不畅。冬天时尤其要注意足部保暖，避免脚受冻而导致血液循环不畅。

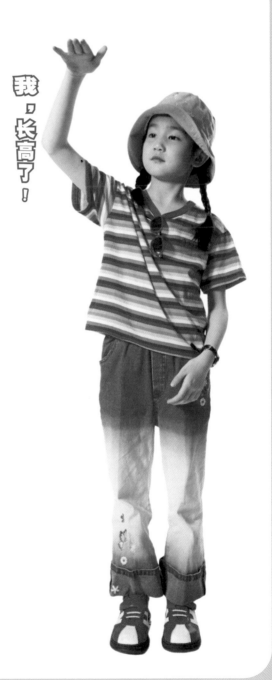

我，长高了！

B. 矫正O形腿、X形腿的方法

"使脚长长的方法是很好，而且有很多，但是似乎对我都没用。"也许你会这么想。但是，使脚长长的方法还有很多。事实上，只要矫正不好的腿型，就能够使脚和身高都增长。

在表现优美的体态时，我们经常会说"修长的腿"，但是有很多人的腿都不是挺直修长的。

相信你应该听过O形腿、X形腿，腿呈"O"字形或是"X"字形时，脚看起来会比较短，而且身材也比较矮。

O形腿的形成主要是因为成长期勉强运动，或是姿势不良、营养不均衡等。疾病也是原因之一，如佝偻病、骨软化症、内分泌异常等，也会引起O形腿。

此时就必须要先了解原因。如果没有疾病元素，而且不是重度的O形腿，那么，只要在日常生活中注意一下，就能够改善。

必须要注意的是，**首先要保持正确的走路方式，同时避免久坐或久站。**

增高体操当中的"摩擦腿挺胸体操"一天实行两次，还要加上脚的摩擦。

使用毛巾用力摩擦脚的外侧，早晚各一次，时间大致为每次3分钟。

此外，也可以利用矫正用的袋子或是矫正鞋等，但是一定要在专业医师（整形外科医师）的建议下使用。

X形腿与O形腿相反，是两膝贴合站立时，两脚脚跟无法贴合，形成"X"的形状。同样，要有正确的走路方式，而且不要长时间坐着。X形腿摩擦的方式与O形腿相反，以脚的内侧和膝为主。

此外，也可以加上将脚脖子朝向内侧压迫摩擦的矫正运动。

矫正器具的使用，一定要依照专业医师的指示来进行。

此外，扁平足也是造成腿短、个子矮的原因之一，也就是说脚底是平坦的，没有脚底心部分。要消除这个问题，可以尝试以下的方法：

双脚靠拢站立，扶着桌子或椅子，脚尖跷起来。

从这个姿势开始，脚张开成"O"字形，而脚的外侧（小趾侧）从脚尖到脚跟的方向贴于地面。这一连串的动作反复做十次。此外，**光脚在沙子上走或慢跑等，也很有效。**

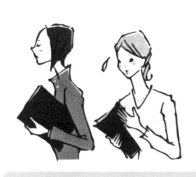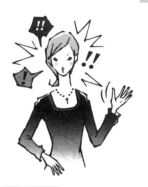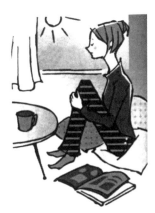

3. 性成熟VS身高

A. 月经初次来潮后身高仍会继续增长

有些人认为，女性初潮来了之后就会停止长高，其实不然。初潮只是女性性征成熟的开始，以后还会出现第二次性征，到那时身体发育仍会继续。

就生理学而言，初潮是性激素受刺激而产生的现象，初潮之后各类激素分泌更趋旺盛，这些激素和身高发育有着密切的关系，也就是说初潮后反而会促进身高增长。

男性的情形也一样，12～13岁时男性就有射精的能力，可是这时其身体发育尚未成熟，而自有射精能力起，各类激素分泌趋于旺盛，可以说自这时期起身高才长得快。

总之，女性出现初潮、男性出现射精现象之后，其身高增长将会更快。

B. 性早熟可能使身高变矮

发育通常有几个快速成长期：第一个是婴儿期，第一年约可成长20～24厘米，第二年约11厘米，4～9岁每年成长5～6厘米，9岁以后到青春期则每年成长约4～5厘米；**第二个快速成长期为青春期**，男生每年长8～12厘米，女生每年长6～10厘米。在正常情况下，骨骼年龄和实际年龄应该相当，但每个人的发育状况都会受到遗传因素的影响。有些女生在小学五六年级时已发育得很好，月经也来了，有些却到初高中时才第一次来月经，这些都属正常现象。

　　据发育调查显示，女生平均约在10岁半时胸部开始发育，男生则在12岁半时睾丸开始变大、颜色变深、皱褶变多。通常在9岁以后出现第二性征，都属正常。如果女生在7岁半前乳房便开始发育，男生在9岁前睾丸开始发育，即属于"性早熟"，需要就医。

　　一般来说，女生的性早熟有70%～80%是不明原因、体质性的；男生则有一半以上是可以找到病因的。引起性早熟的病理原因包括脑部肿瘤、先天性水脑症、脑性麻痹症、甲状腺功能过低、腹部肿瘤等。

　　如果青春期提早来临，短速生长期整个往前移，体内性激素的分泌会刺激骨骼成长，而性早熟者骨骼年龄超前，虽然一段时间内长得比别人快，但超前越多、停得越快，因此青春期前长得太快，反而令人担心。

　　只要提早发现，性早熟的患者是可以避免比正常同龄人矮的，且越早治疗效果越好。

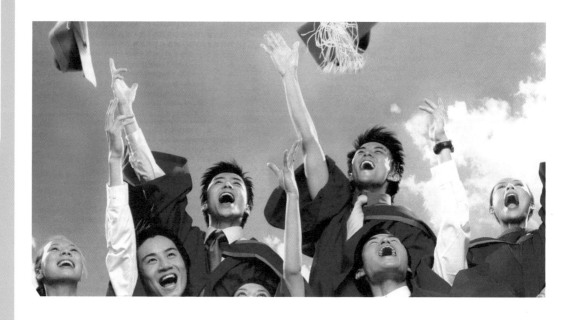

4. 增高问与答——不执着于俗说，要拥有信念

Q1：听说肌肉质的人不容易长高，这是真的吗？我是属于肌肉质的人，可以增高几公分呢？（十六岁·男生）

A1：不会因为是肌肉质就无法长高。肌肉体质是指人体中肌肉比例较高，肌肉质型的人更有增高的可能性。

增高所需要的是营养均衡的饮食和每天适量的增高体操锻炼，以及保持开朗的心情。只要实践这些，就能够增高到最大限度。

到底会增高几厘米，不能一概而论。不过，进行运动增高法的人，平均能增高7~8厘米，大约有85%的人能超过平均值。增高分为早熟型与晚熟型，你所说的情况应该还可以长高。

Q2：我每天都骑自行车上学，到学校所需的时间约三十分钟。骑自行车会对增高造成不良影响吗？还可不可以继续骑自行车上学呢？（十七岁·男生）

A2：骑一两个小时的自行车的确是不好，但是若只有三十分钟，就属适度的运动，对于增高会有好的帮助，完全不用担心。无论什么运动都要适量，太少达不到效果，运动过多则会过犹不及。

Q3：我每天早上慢跑二十分钟，游泳九十分钟，是不是太多了呢？持续下去不会有问题吗？另外，慢跑之后有时还会做五十米的冲刺跑，这样也没问题吗？（二十岁·男生）

A3：要依体质而定，但是，这种程度的运动不会对肌肉或骨骼造成太多的负担。

慢跑之后的冲刺也没有问题，但是感觉疲劳时，就要减少运动量。

Q4：据说点心或是宵夜会破坏营养的均衡，最好少吃，但是牛乳或乳酪、鱼肉、水果也不行吗？（十五岁·女生）

A4：这些食品含有丰富的蛋白质、钙质、维生素等，应该积极摄取。但是，如果当成零食吃太多，就无法充分摄取均衡的营养，令人担心。有利于增高的营养基本还是来自于正常的饮食，所以要注意零食或夜宵不要妨碍到正餐。

图书在版编目(CIP)数据

让孩子增高10厘米的伸展操 / 百映编著. -- 杭州 ：
浙江科学技术出版社，2017.1
ISBN 978-7-5341-7271-7

Ⅰ．①让… Ⅱ．①百… Ⅲ．①青少年－身高－基本知
识 Ⅳ．①R339.31

中国版本图书馆CIP数据核字(2016)第198901号

让孩子增高10厘米的伸展操

编 著 百映

出版发行	浙江科学技术出版社
	杭州市体育场路347号　邮政编码：310006
	办公室电话：0571-85176593
	销售部电话：0571-85176040
	网址：www.zkpress.com
	E-mail:zkpress@zkpress.com

排　版 ◉ 中映良品（0755）26740758

印　刷 浙江海虹彩色印务有限公司

开　本 710×1 000　1/16		**印　张** 8	
字　数 145 000			
版　次 2017年1月第1版		**印　次** 2017年1月第1次印刷	
书　号 ISBN 978-7-5341-7271-7		**定　价** 32.00元	

责任编辑 刘　丹		**责任校对** 沈秋强	
责任美编 金　晖		**责任印务** 田　文	